# 药品质量管理实务

（供药品制造类、生物技术类和食品药品管理类专业使用）


主　编　胡冬梅　陈蔚蔚　彭　电

副主编　张　玲　肖海燕　胡清宇　邓　媚

编　者　（以姓氏笔画为序）

邓　媚（湖南食品药品职业学院）

曲晓娜（河南医药健康技师学院）

杨　敏（山东新华制药股份有限公司）

肖海燕（山东药品食品职业学院）

辛　田（山东新华制药股份有限公司）

张　玲（山东药品食品职业学院）

陈文静（山东医学高等专科学校）

陈蔚蔚（山东医药技师学院）

胡冬梅（山东药品食品职业学院）

胡清宇（山西药科职业学院）

彭　电（长沙卫生职业学院）



中国健康传媒集团

中国医药科技出版社

## 内容提要

本教材主要介绍了药品质量管理认知，质量控制实验室认知，药品取样、留样与稳定性试验，检验及原始数据的管理，试剂、试液、试验用水、耗材与标准物质的管理，实验室设备和分析仪器的管理，制药用水、生产环境及气体的质量监测，分析方法的验证、确认和转移，质量保证九个项目。本教材为书网融合教材，即纸质教材有机融合电子教材、教学配套资源（PPT、微课、视频、图片等）、题库系统、数字化教学服务（在线教学、在线作业、在线考试），使教学资源更加多样化、立体化。

本教材主要供全国高职院校药品制造类、生物技术类和食品药品管理类专业教学使用，同时适用于药品生产企业生产过程管理、质量管理、药品检验、物料管理、生产岗位人员培训和质量控制等工程技术人员参考学习。

**图书在版编目（CIP）数据**

药品质量管理实务/胡冬梅，陈蔚蔚，彭电主编．—北京：中国医药科技出版社，2022.12

ISBN 978－7－5214－3585－6

Ⅰ.①药…　Ⅱ.①胡…②陈…③彭…　Ⅲ.①药品管理－质量管理－高等职业教育－教材

Ⅳ.①R954

中国版本图书馆 CIP 数据核字（2022）第 217272 号

**美术编辑**　陈君杞

**版式设计**　友全图文

出版　**中国健康传媒集团**｜中国医药科技出版社

地址　北京市海淀区文慧园北路甲 22 号

邮编　100082

电话　发行：010－62227427　邮购：010－62236938

网址　www.cmstp.com

规格　889 × 1194mm $^{1}/_{16}$

印张　9 $^{1}/_{2}$

字数　264 千字

版次　2022 年 12 月第 1 版

印次　2022 年 12 月第 1 次印刷

印刷　三河市万龙印装有限公司

经销　全国各地新华书店

书号　ISBN 978－7－5214－3585－6

**定价　39.00 元**

# 数字化教材编委会


**主　编**　胡冬梅　陈蔚蔚　彭　电

**副主编**　张　玲　肖海燕　胡清宇　邓　媚

**编　者**　（以姓氏笔画为序）

邓　媚（湖南食品药品职业学院）

杨　敏（山东新华制药股份有限公司）

辛　田（山东新华制药股份有限公司）

陈文静（山东医学高等专科学校）

胡冬梅（山东药品食品职业学院）

彭　电（长沙卫生职业学院）

曲晓娜（河南医药健康技师学院）

肖海燕（山东药品食品职业学院）

张　玲（山东药品食品职业学院）

陈蔚蔚（山东医药技师学院）

胡清宇（山西药科职业学院）

# 前言《

药品质量管理实务作为高等职业教育药品质量与安全、药品监督管理等专业核心课程，对接《中华人民共和国药典》（2020 年版）、《药品生产质量管理规范（2010 年修订）》等，围绕专业人才培养目标、主要就业方向及职业岗位能力需求、课程标准、课程特点，由全国多所院校从事一线教学的、有丰富企业工作经历和经验的教师以及大型知名企业质量保证（QA）、质量控制（QC）工作人员参与编写而成。在编写过程中，注重紧密对接企业岗位要求设置教学项目，精简教学内容，分解工作任务，并能将职业能力与职业素养融入教材中。

本教材按照模块、项目、任务组织教材内容，体现项目引领、任务驱动的职业教育教学模式，内容包括药品质量管理认知，质量控制实验室认知，药品取样、留样与稳定性试验，检验及原始数据的管理，试剂、试液、试验用水、耗材与标准物质的管理，实验室设备和分析仪器的管理，制药用水、生产环境及气体的质量监测，分析方法的验证、确认和转移，质量保证九个项目。

本教材详细介绍了质量控制与质量保证的具体规范要求，为学生从事药品生产、药品检验、药品监督管理等岗位工作奠定基础。各项目设置学习引导、学习目标、实例分析、即学即练、目标检测等模块，学练结合，保证教学效果；知识链接模块拓宽知识面，使内容更加丰富。本教材为书网融合教材，即纸质教材有机融合电子教材、教学配套资源（PPT、微课、图表、图片等）、题库系统、数字化教学服务（在线教学、在线作业、在线考试），使教学资源更加多样化、立体化。

本教材适用于全国高职高专院校药品制造类、生物技术类和食品药品管理类专业教学使用，也适用于药品生产企业生产管理、质量管理、生产岗位人员培训和相关行业质量控制和质量保证部门人员参考学习。

由于受编者水平所限，本教材难免存在疏漏与不足，恳请相关院校专业教师、专家学者提出宝贵意见，以便不断地修订完善。

编　者

2022 年 9 月

# 目录

CONTENTS


1 项目一 药品质量管理认知
1 任务1－1 认知质量管理
3 任务1－2 质量管理体系的建立
10 任务1－3 质量风险管理

17 项目二 质量控制实验室认知
17 任务2－1 质量控制实验室总体描述
21 任务2－2 质量控制实验室文件

28 项目三 取样、留样与稳定性试验
28 任务3－1 取样
33 任务3－2 留样
35 任务3－3 稳定性试验

44 项目四 检验及原始数据的管理
44 任务4－1 物料和产品的检验
51 任务4－2 原始数据的管理

56 项目五 试剂、试液、试验用水、耗材与标准物质的管理
56 任务5－1 试剂及试验用溶液的管理
61 任务5－2 标准物质的管理

68 项目六 实验室设备和分析仪器的管理
68 任务6－1 分析仪器的确认
71 任务6－2 实验室分析仪器的校准与维护

81 项目七 制药用水、生产环境及气体的质量监测
81 任务7－1 水和清洁蒸汽的监测
84 任务7－2 洁净区的环境监测
91 任务7－3 制药用气体的监测

97 项目八 分析方法的验证、确认和转移
98 任务8－1 分析方法验证和确认的意义
99 任务8－2 分析方法验证
106 任务8－3 分析方法确认
107 任务8－4 分析方法转移
108 任务8－5 方法验证、方法确认、方法转移的管理

111 项目九 质量保证
111 任务9－1 物料和产品的放行管理
115 任务9－2 变更控制
120 任务9－3 偏差管理
126 任务9－4 纠正措施和预防措施
128 任务9－5 产品质量回顾分析
132 任务9－6 投诉
138 任务9－7 召回

144 参考文献

# 项目一　药品质量管理认知

## 学习引导

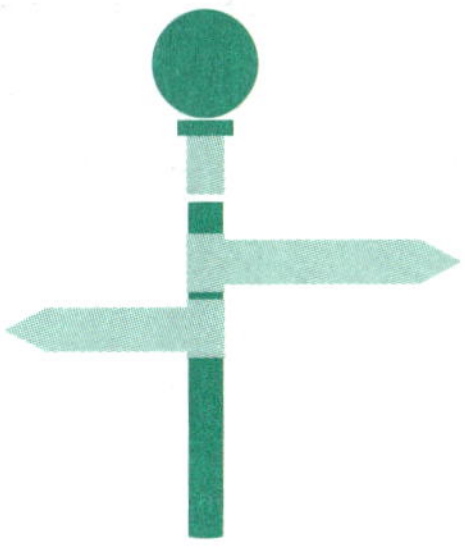

在第二次世界大战中期，降落伞厂商努力将降落伞的合格率提高到了99.9%，认为已经完美，希望军方能接受。结果美国空军一口回绝，不仅要求合格率必须达到100%；还改变了检查品质的方法：从已交货的降落伞中，随机挑出一个给厂商代表后背上装备然后让其从飞行的机身中跳下。这个方法实施后，合格率立刻变成100%。

品质没有折扣！如果什么事情只有99.9%的成功率，那么每年有20000次配错药事件；每年15000个婴儿出生时会被抱错；每星期有500宗做错手术事件。我们希望所有工作都零失误，所用产品都精益求精。药品质量事关人民群众生命安全，质量管理尤其重要。我国《药品管理法》规定，药品生产要遵守药品生产质量管理规范，建立健全药品生产质量管理体系。

本项目主要介绍药品质量管理相关概念和发展过程，质量管理体系的建立，质量风险管理。

## 学习目标

1. **掌握**　质量管理、质量方针、质量保证、质量控制、质量改进、质量风险管理、风险评估等概念。

2. **熟悉**　药品生产企业质量管理体系的基本要求，质量管理体系、质量保证、GMP、质量控制之间的关系，药品质量风险管理的流程。

3. **了解**　药品质量管理的发展历程，药品质量风险管理的特点。

## 任务 1－1　认知质量管理

PPT

### 一、质量管理的相关概念

**1. 质量**　系指为符合预定用途所具有的一系列固有特性的程度。药品质量是指为满足药品安全性和有效性的要求，产品所具有的成分、含量、纯度等物理、化学或生物学等特性的程度。

**2. 质量管理**　系指在质量方面指挥和控制组织的协调活动，通常包括制定质量方针和质量目标，以及质量策划、质量保证、质量控制和质量改进。药品质量管理是为了实现质量目标而进行的所有管理性质的活动，其目的在于防止事故，尽一切可能将差错消灭在萌芽状态，以保证药品质量符合规定要求。

**3. 质量方针** 系组织最高管理者正式发布的关于质量方面的全部意图和方向。

**4. 质量目标** 系在质量方面所追求的目标。

**5. 质量策划** 系质量管理的一部分，致力于制定质量目标，规定必要的运行过程并提供相关资源以实现质量目标。

**6. 质量保证** 简称 QA（quality assurance），是质量管理的一部分，强调的是为达到质量要求应提供的保证。质量保证涵盖影响产品质量的所有因素，是为确保药品符合其预定用途并达到规定的质量要求所采取的所有措施的总和。

**7. 质量控制** 简称 QC（quality control），是质量管理的一部分，强调的是质量要求。具体是指按照规定的方法和规程对原辅料、包装材料、中间品和成品进行取样、检验和复核，以保证这些物料和产品的成分、含量、纯度和其他性状符合已经确定的质量标准。

**8. 质量改进** 质量管理中致力于增强满足质量要求的能力。

## 二、质量管理的发展 微课 1

质量管理的产生及发展经历了漫长的历史过程，可以说是源远流长。人类历史上自有商品生产以来，就有了以商品检验为主的质量管理方法。随着现代创新技术的发展和应用，制药企业的质量管理理念也在不断发展，主要经历了以下三个发展阶段。

第一阶段是质量检验阶段。通过对最终产品进行质量检验，剔除次品或废品来控制产品质量。但质量检验并不能提高产品质量，只能事后把关，该阶段只能对质量进行初级控制。

第二阶段是对生产过程的质量控制阶段。通过对生产过程中影响产品质量的所有因素进行控制，来保证产品质量。将质量控制从事后把关提前到产品生产的全过程，强调产品质量是生产出来的，不是检验出来的。

第三阶段是建立实施质量管理体系阶段。强调产品质量首先是设计出来的，其次才是制造出来的，因为产品的最初设计决定了产品的最终质量，生产过程控制和最终的质量控制无法弥补其设计缺陷。质量管理体系是通过对产品的整个生命周期（包括产品开发－技术转移－商业生产－产品终止）中影响产品质量的所有因素进行管理，将质量管理进一步提前到设计阶段，从而对产品的质量提供了全面、有效的保证。

质量管理体系的建立和不断完善是全球制药企业质量管理的趋势，其本质上是全面质量管理的深入和系统体现。在药品生产企业建立健全、完善的质量管理体系，能使其生产的药品质量、工作与服务质量达到最优化。

质量管理是通过建立质量方针和质量目标，并为实现规定的质量目标进行质量策划，实施质量控制和质量保证，开展质量改进等活动予以实现的。

质量管理的组织在整个生产和经营过程中，需要对诸如质量、计划、劳动、人事、设备、财务和环境等各个方面进行有序的管理。由于组织的基本任务是向市场提供符合顾客和其他相关方要求的产品，围绕着产品质量形成的全过程实施质量管理是组织的各项管理的主线。

质量管理涉及到组织的各个方面，是否有效地实施质量管理关系到组织的兴衰。组织的最高管理者应正式发布本组织的质量方针，在确立质量目标的基础上，按照质量管理的基本原则，运用管理的系统方法来建立质量管理体系，为实现质量方针和质量目标配备必要的人力和物质资源，开展各项相关的质量活动，这也是各级管理者的职责。所以，组织应采取激励措施激发全体员工积极参与，充分发挥他们的才干和工作热情，造就人人争做贡献的工作环境，确保质量策划、质量控制、质量保证和质量改进活动顺利地进行。

**即学即练 1-1**

答案解析

质量管理在实施质量管理体系阶段，强调产品质量首先是（ ）出来的。

A. 制造 B. 设计 C. 生产过程控制 D. 检验

# 任务 1-2 质量管理体系的建立

PPT

## 一、质量管理体系的概念

质量管理体系（quality management system，QM），指建立质量方针和质量目标，并为达到质量目标所进行的有组织、有计划的活动。

药品生产质量管理规范（good manufacturing practice，GMP），是质量管理体系的一部分，是药品生产管理和质量控制的基本要求，旨在最大限度地降低药品生产过程中污染、交叉污染以及混淆、差错等风险，确保持续稳定地生产出符合预订用途和注册要求的药品。

从概念所涵盖的范围上看，质量控制、GMP、质量保证和质量管理体系存在包含和被包含的关系，见图 1-1。

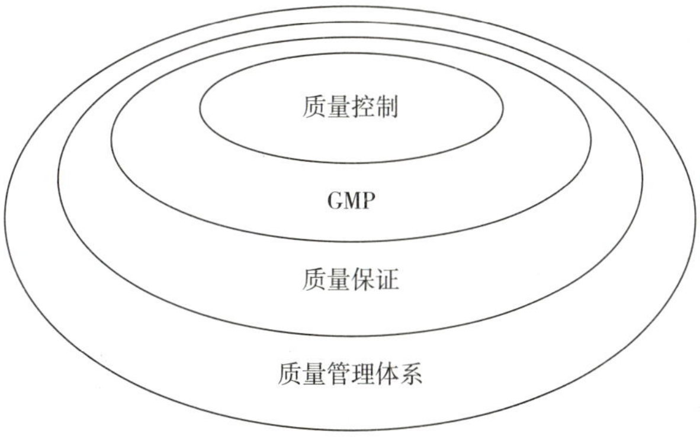


图 1-1 质量控制-GMP-质量保证和质量管理体系的关系

药品质量管理体系可以适用于整个产品生命周期，包括产品开发、技术转移、商业生产、产品终止四个阶段。GMP 与产品生命周期阶段和质量管理体系的对应关系见表 1-1。

**表1－1　GMP与产品生命周期阶段和质量管理体系的对应关系**

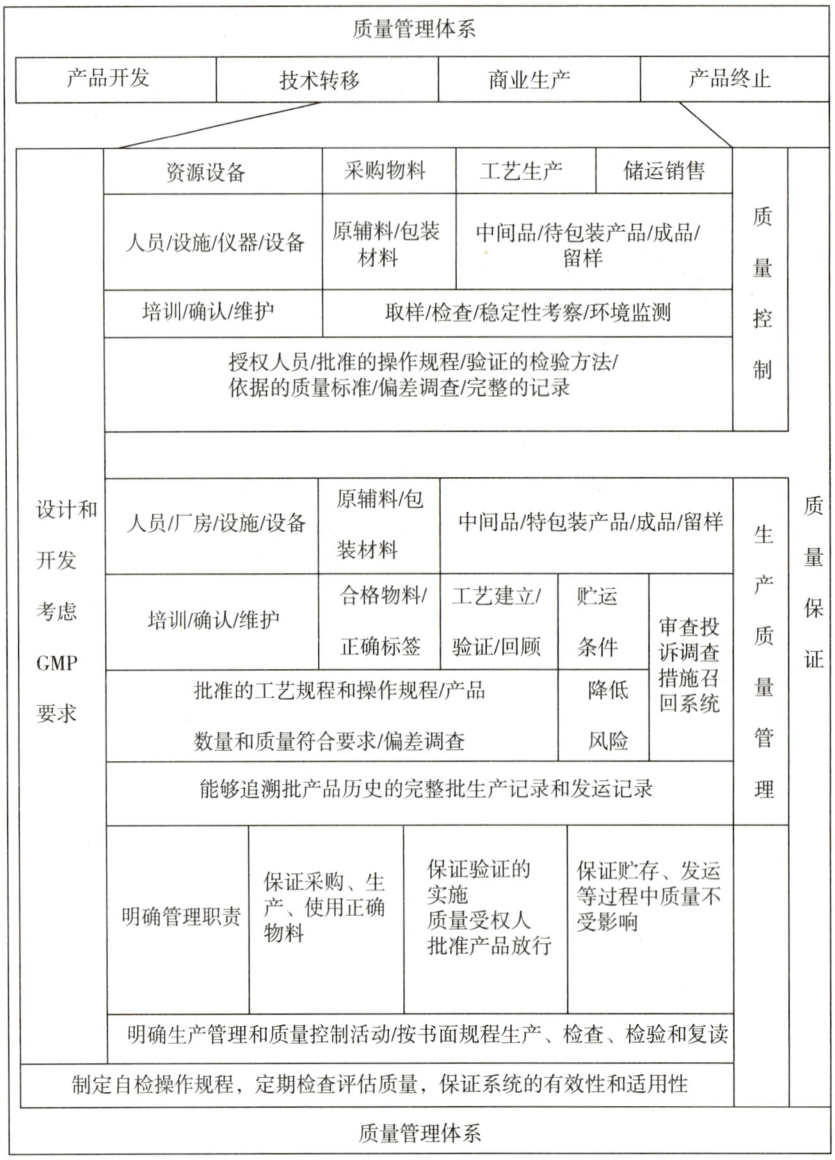


## 二、质量管理体系的职能

质量管理体系应具备的主要职能包括高层管理者职责，建立质量方针/目标/计划，资源管理，质量信息交流，管理评审和系统持续改进等。

### （一）高层管理者

企业管理者的根本职责是建立和实施能达到质量目标的质量管理体系，并保证其持续改进。管理者的领导作用、承诺和积极参与，对建立并保持有效的质量管理体系是必不可少的。

知识链接

高层管理者的职责

高层管理者是指一组人（例如委员会、董事会等），他们拥有指挥和控制企业或组织的最高权力。高层管理者负责建立企业质量管理体系，并对其进行监督和维护，使其有效运行，并保证其能够持续改进。

### （二）质量方针/目标/计划 微课2

质量管理体系通过制定质量方针（quality policy）、质量目标（quality objective）和质量计划（quality planning），使质量管理体系的各级组织、人员明确各自的质量义务和承诺，并通过质量计划的落实衡量质量目标的完成，通过各职能部门完成各自质量目标，实现企业的质量方针。

质量方针确保所生产的药品符合预定用途和注册要求，是制药企业对质量的根本要求，也是制药企业所建立的质量管理体系的最终要求。

质量目标是有关药品安全、有效和质量可控的所有要求，贯穿于药品生产的全过程，应根据各质量要素建立具体的质量目标和对应的职责范围；如原辅料控制目标，从经过确认的供应商处采购符合标准的原辅料；其责任部门为采购部、质量部等。

质量计划是为实现具体的质量目标需要制定具体的工作计划，如建立操作规程、资源分配（包括人员培训）、指标和衡量方法等，以保证所建立的质量目标的实施。

总之，企业可根据具体情况建立相应的管理流程，保证管理者完成各自的职责并能够明确评定，从而保证质量方针、质量目标和质量计划的建立和实施。

## 三、建立质量管理体系的先决条件

### （一）企业负责人的决心和决策

企业最高领导应对建立质量管理体系有明确的认识，明确这项工作的艰巨性和长期性，以及搞好这项工作对企业生存和发展的意义，在有了认识的基础上下定决心并做出决策。这样才能在建立体系的过程中，克服困难、推除干扰，达到建成质量管理体系的目标。

### （二）确定组织机构，以保证其阶段性的稳定

企业负责人亲自主持审定企业现有的组织机构的工作，对不适应的应及时进行调整，在一定时期内保证企业组织机构不再有较大的变更和调整，否则编制的体系文件就需要频繁地修改，质量活动也要相应地变动，从而影响质量管理体系的有效性。

## 四、质量管理体系的目标

1. 规定具体的质量方针和目标。
2. 强烈的顾客导向。
3. 为达到这些质量方针和目标所必需的所有活动。
4. 所有活动在组织范围内成为一体。
5. 把质量任务明确分配给全体人员。

6. 特定的供应商控制活动。
7. 全面的设备质量鉴定。
8. 规定质量信息的有效流动、处理及控制。
9. 强烈的质量意识和组织范围内积极的质量激励与培训。
10. 规定质量成本及质量绩效的标准及其衡量单位。
11. 纠正措施的有效性。
12. 对体系连续不断的监控，其中包括信息的前馈和反馈、成果分析以及与现有标准的比较。
13. 系统活动的定期审核等。

### 实例分析 1－1

答案解析

以下是三家公司的质量方针和质量目标，你能发现它们之间的差别吗？

| 公司名称 | 质量方针 | 质量目标 |
|---|---|---|
| A 公司 | 质量第一、顾客至上 | 成品一次交验合格率≥95%，三年内每年递增 1%。顾客投诉或意见处理率 100% |
| B 公司 | 快转求变创伟业，追求更好瑞丰盈，以客为尊勇改进 | 交期达成率≥94%；顾客投诉率≤3%，生产计划完成率≥95% |
| C 公司 | 顾客至上，锻造精品；诚信经营，持续改进 | 成品一次交验合格率≥98.5%，每年递增 0.5%；顾客满意率 90%，每年递增 1% |

## 五、质量管理体系的基本内容

1. 设计体系所选用或参照的标准。
2. 确定符合药品生产企业运行实际情况的质量环。
3. 体系要素的选择。
4. 质量职能的确定和展开。
5. 调整和确定与质量职能相适应的组织机构。
6. 质量职能的分解。
7. 质量责任制。
8. 体系运行、审查和复审的必要程序。
9. 质量成本管理。
10. 制定质量管理体系文件。

## 六、建立质量管理体系的基本要求

1. 要明确规定各个部门的质量责任及权限。
2. 用科学的管理方法，并形成信息反馈系统。
3. 注意商流、物流、信息流畅通，以满足各职能部门管理的需要，并按照管理部门进行职能分解，使各级质量要素和各项质量活动都得到落实。

4. 药品生产企业的质量监控管理体系应由质监部门、生产车间、计量部门、仓储部门、供应部门和行政部门等组成。

5. 要把企业内部和必要的外部协作单位组织起来。

6. 建立有效的管理机构网络和相应的规章制度、工作标准与考核体系。

## 七、建立质量管理体系的步骤

建立、完善质量管理体系一般要经历质量管理体系的策划与设计、质量管理体系文件的编制、质量管理体系的试运行、质量管理体系审核和评审四个阶段，每个阶段又可分为若干具体步骤，如图1－2所示。

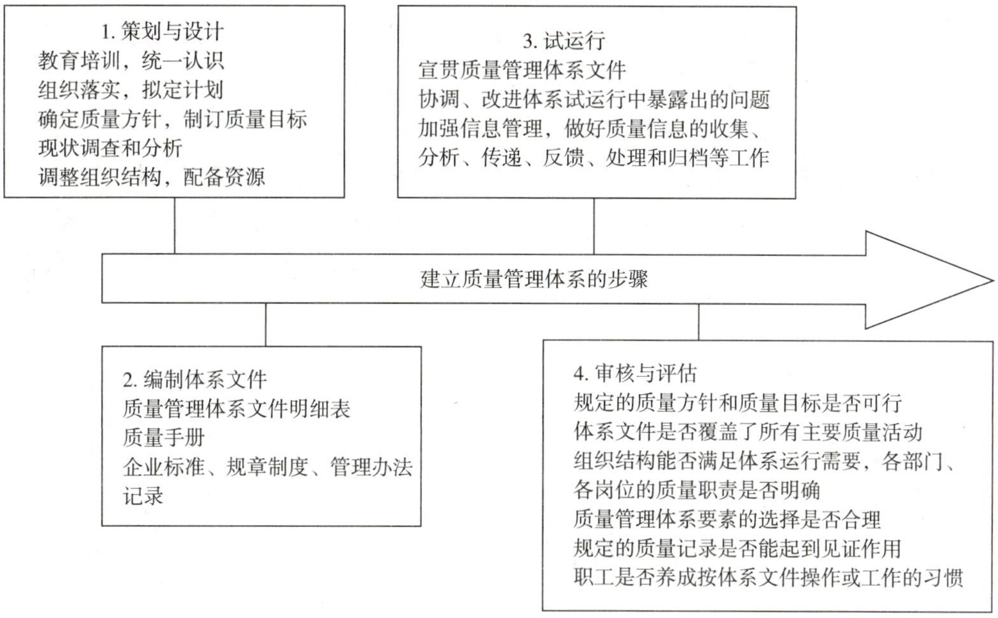


图1－2　建立质量管理体系的步骤

### （一）质量管理体系的策划与设计阶段

主要是做好各种准备工作，包括教育培训，统一认识；组织落实，拟定计划；确定质量方针，制订质量目标；现状调查和分析；调整组织结构，配备资源等方面。

**1. 教育培训，统一认识**　质量管理体系建立和完善的过程，是始于教育、终于教育的过程，也是提高认识和统一认识的过程，教育培训要分层次、循序渐进地进行。

第一层次为决策层，通过介绍质量管理和质量保证的发展和本单位的经验教训，说明建立、完善质量管理体系的迫切性和重要性；通过ISO9000族标准的总体介绍，提高按国家（国际）标准建立质量管理体系的认识；通过质量管理体系要素讲解（重点应讲解“管理职责”等总体要素），明确决策层领导在质量管理体系建设中的关键地位和主导作用。

第二层次为管理层，重点是管理、技术和生产部门的负责人，以及与建立质量管理体系有关的工作人员。此层次的人员是建设、完善质量管理体系的骨干力量，起着承上启下的作用，要使他们全面接受cGMP、ISO9000族标准有关内容的培训，在方法上可采取讲解与研讨结合。

第三层次为执行层，即与产品质量形成全过程有关的作业人员。对这一层次人员主要培训与本岗位质量活动有关的内容，包括在质量活动中应承担的任务，完成任务应赋予的权限，以及造成质量过失应承担的责任等。

**2. 组织落实，拟定计划** 尽管质量管理体系建设涉及到一个组织的所有部门和全体职工，但对多数单位来说，成立一个精干的工作班子可能是需要的，根据一些单位的做法，这个班子也可分三个层次。

第一层次：成立以最高管理者（厂长、总经理等）为组长，质量主管领导为副组长的质量管理体系建设领导小组（或委员会）。其主要任务包括：体系建设的总体规划；制订质量方针和目标；按职能部门进行质量职能的分解。

第二层次：成立由各职能部门领导（或代表）参加的工作班子。这个工作班子一般由质量部门和计划部门的领导共同牵头，其主要任务是按照体系建设的总体规划具体组织实施。

第三层次：成立要素工作小组。根据各职能部门的分工明确质量管理体系要素的责任单位，例如，“设计控制”一般应由设计部门负责，“采购”要素由物资采购部门负责。

组织和责任落实后，按不同层次分别制定工作计划，在制定工作计划时应注意：①目标要明确。要完成什么任务，要解决哪些主要问题，要达到什么目的。②要控制进程。建立质量管理体系的主要阶段要规定完成任务的时间表、主要负责人和参与人员，以及他们的职责分工及相互协作关系。③要突出重点。重点主要是体系中的薄弱环节及关键的少数。这少数可能是某个或某几个要素，也可能是要素中的一些活动。

**3. 确定质量方针，制定质量目标** 质量方针体现了一个组织对质量的追求，对顾客的承诺，是职工质量行为的准则和质量工作的方向。制定质量方针的要求是：与总方针相协调；应包含质量目标；结合组织的特点；确保各级人员都能理解和坚持执行。

**4. 现状调查和分析** 现状调查和分析的目的是为了合理地选择体系要素，内容包括以下几个方面。

（1）体系情况分析 即分析本组织的质量管理体系情况，以便根据所处的质量管理体系情况选择质量管理体系要素的要求。

（2）产品特点分析 即分析产品的技术密集程度、使用对象、产品安全特性等，以确定要素的采用程度。

（3）组织结构分析 组织的管理机构设置是否适应质量管理体系的需要。应建立与质量管理体系相适应的组织结构并确立各机构间隶属关系、联系方法。

（4）生产设备和检测设备能否适应质量管理体系的有关要求。

（5）技术、管理和操作人员的组成、结构及水平状况的分析。

（6）管理基础工作情况分析，即标准化、计量、质量责任制、质量教育和质量信息等工作的分析。对以上内容可采取与标准中规定的质量管理体系要素要求进行对比性分析。

**5. 调整组织结构，配备资源** 因为在一个组织中除质量管理外，还有其他各种管理。组织机构设置由于历史沿革多数并不是按质量形成客观规律来设置相应的职能部门的，所以在完成落实质量管理体系要素并展开成对应的质量活动以后，必须将活动中相应的工作职责和权限分配到各职能部门。一般地讲，一个质量职能部门可以负责或参与多个质量活动，但不要让一项质量活动由多个职能部门来负责。在活动展开的过程中，必须涉及相应的硬件、软件和人员配备，应根据需要进行适当的调配和充实。

### （二）质量管理体系文件的编制

质量管理体系文件的编制内容和要求，从质量管理体系的建设角度讲，应强调以下几个问题。

1. 体系文件一般应在第一阶段工作完成后才正式制订，必要时也可交叉进行。如果前期工作不做，直接编制体系文件就容易产生系统性、整体性不强，以及脱离实际等弊病。

2. 除质量手册需统一组织制订外，其他体系文件应按分工由归口职能部门分别制订，先提出草案，再组织审核，这样做有利于今后文件的执行。

3. 质量管理体系文件的编制应结合本单位的质量职能分配进行。按所选择的质量管理体系要求，逐个展开为各项质量活动（包括直接质量活动和间接质量活动），将质量职能分配落实到各职能部门。质量活动项目和分配可采用矩阵图的形式表述，质量职能矩阵图也可作为附件附于质量手册之后。

4. 为了使所编制的质量管理体系文件做到协调、统一，在编制前应制订“质量管理体系文件明细表”，将现行的质量手册（如果已编制）、企业标准、规章制度、管理办法以及记录表式收集在一起，与质量管理体系要素进行比较，从而确定新编、增编或修订质量管理体系文件项目。

5. 为了提高质量管理体系文件的编制效率，减少返工，在文件编制过程中要加强文件的层次间、文件与文件间的协调。尽管如此，一套质量好的质量管理体系文件也要经过自上而下和自下而上的多次反复。

6. 编制质量管理体系文件的关键是讲求实效，不走形式。既要从总体上和原则上满足 ISO9000 族标准，又要在方法上和具体做法上符合本单位的实际。

### （三）质量管理体系的试运行

质量管理体系文件编制完成后，质量管理体系将进入试运行阶段。其目的是通过试运行，考验质量管理体系文件的有效性和协调性，并对暴露出的问题采取改进措施和纠正措施，以达到进一步完善质量管理体系文件的目的。在质量管理体系试运行过程中，要重点抓好以下工作。

1. 有针对性地宣贯质量管理体系文件。使全体职工认识到新建立或完善的质量管理体系是对过去质量管理体系的变革，是为了向国际标准接轨，要适应这种变革就必须认真学习、贯彻质量管理体系文件。

2. 体系文件通过试运行必然会出现一些问题，全体职工应将实践中出现的问题和改进意见如实反映给有关部门，以便采取纠正措施。

3. 协调、改进体系试运行中暴露出的问题，如体系设计不周、项目不全等。

4. 加强信息管理，不仅是体系试运行本身的需要，也是保证试运行成功的关键。所有与质量活动有关的人员都应按体系文件要求，做好质量信息的收集、分析、传递、反馈、处理和归档等工作。

### （四）质量管理体系的审核与评审

质量管理体系审核在体系建立的初始阶段往往更加重要。在这一阶段，质量管理体系审核的重点，主要是验证和确认体系文件的适用性和有效性。

#### 1. 审核与评审的主要内容

（1）规定的质量方针和质量目标是否可行。

（2）体系文件是否覆盖了所有主要质量活动，各文件之间的接口是否清楚。

（3）组织结构能否满足质量管理体系运行的需要，各部门、各岗位的质量职责是否明确。

（4）质量管理体系要素的选择是否合理。

（5）规定的质量记录是否能起到见证作用。

（6）所有职工是否养成了按体系文件操作或工作的习惯，执行情况如何。

**2. 该阶段体系审核的特点**

（1）体系正常运行时的体系审核，重点在符合性，在试运行阶段，通常是将符合性与适用性结合起来进行。

（2）为使问题尽可能地在试运行阶段暴露无遗，除组织审核组进行正式审核外，还应有广大职工的参与，鼓励他们通过试运行的实践，发现和提出问题。

（3）在试运行的每一阶段结束后，一般应正式安排一次审核，以便及时对发现的问题进行纠正，对一些重大问题也可根据需要，适时地组织审核。

（4）在试运行中要对所有要素审核覆盖一遍。

（5）充分考虑对产品的保证作用。

（6）在内部审核的基础上，由最高管理者组织一次体系评审。应当强调，质量管理体系是在不断改进中得以完善的，质量管理体系进入正常运行后，仍然要采取内部审核、管理评审等各种手段以使质量管理体系能够保持和不断完善。

**即学即练 1-2**

答案解析

质量目标是有关药品（　）的所有要求，贯穿于药品生产的全过程。

A. 安全有效、质量可控、价格合理　　B. 安全、经济、质量可靠

C. 安全、有效　　D. 安全、有效、质量可控

# 任务 1-3　质量风险管理

PPT

风险管理的理念已被有效地运用到经济和政府管理等众多领域和部门。在医药领域中，质量风险管理是一个贯穿于产品生命周期的对其质量风险进行评估、控制、沟通和审核的系统化过程。质量管理体系在医药工业中的重要性毋庸置疑，而质量风险管理正在成为一个有效的质量管理体系的重要组成部分。

## 一、质量风险管理相关概念

**1. 质量风险**　指与产品质量相关的危害发生的可能性和严重性的组合。

**2. 质量风险管理**　系在整个产品生命周期中，采用前瞻或回顾的方式，对质量风险进行评估、控制、沟通、审核的系统过程。

风险是一种不确定性，是损益发生的可能性，一般是指损失发生的可能性以及后果的危害性。产品的质量是企业的生命，影响产品质量的因素很多，从风险源来讲，导致产品质量风险的风险源很多。质量风险管理必须是一个系统化的过程，是在产品整个生命周期过程中，对风险的识别、衡量、控制以及评价的过程。产品的生命周期包括产品从最初的研究、生产、市场销售一直到最终从市场消失的全部过程。质量风险管理是一个组织机构为识别、量化和降低会影响质量的风险而创建的合作解决途径，集合了领导力、业务流程、文化和技术能力，是管理方针、规程和实践的系统应用。它可以被前瞻性以及回

顾性地应用。质量风险管理系统应当保证：应根据知识和工艺的经验对质量风险进行识别、评估和控制，控制应与最终保证质量风险在可接受范围内的目标相关联；质量风险管理过程的投入水准、形式和文件应当与风险的等级相当。

## 二、质量风险管理的目的

风险管理旨在通过掌握足够的知识、事实、数据后，前瞻性地推断未来可能会发生的事件，通过风险控制，避免危害发生。其目的主要包括：①认识风险及其对药品生产管理与质量控制的潜在影响；②识别引发风险的主要因素、系统及企业的薄弱环节；③有利于正确选择消除和降低风险的应对措施；④建立风险优先控制处理顺序；⑤通过调查，采取纠正和预防偏差的措施进行防范；⑥满足监管要求。

## 三、质量风险管理的原则

企业质量风险管理应遵循的主要原则如下所述。

1. 质量风险评估要以科学知识为基础，最终目的在于降低质量风险。

2. 质量风险管理程序的实施力度、形式和文件的要求应科学、合理，并与存在风险的级别相适应。

## 四、质量风险管理的特点

质量风险的特点有不确定性、突发性、复杂性、危害性、可检测性、管理决算主观性、相关利益者影响性和人文环境依赖性等。

## 五、质量风险管理的流程

风险管理流程包括风险评估、风险控制、风险沟通、风险审核。质量风险管理流程见图1－3。

### （一）风险评估

风险评估包括风险识别、风险分析和风险评价。

**1. 风险识别**　又称风险辨识，是指运用一定的质量风险管理工具、方法，系统地、连续地认识所面临的各种风险以及分析风险事故发生的潜在原因的行为。历史数据、理论分析、成型的意见以及影响决策的一些利害关系等，均可用来识别风险。

风险识别过程包含两个环节：一是感知风险，即了解客观存在的各种风险——可能发生的事故；二是分析风险，即分析引起风险事故的各种因素。一般性风险识别方法包括生产过程分析法、分解分析法、故障树分析法、环境分析法等。风险识别可能引入或发现风险的控制要点如下所述。

（1）新产品、设施、设备等的引入。

（2）内部环境的变化。

（3）发生变更控制、偏差、投诉及纠正和预防措施时。

（4）法律法规等更新或变化的情况下。

（5）周期性风险审核或回顾。

（6）其他引入风险的情况。

**2. 风险分析**　在风险识别的基础上进行风险分析。风险分析可以增加对风险的理解，为风险评价、

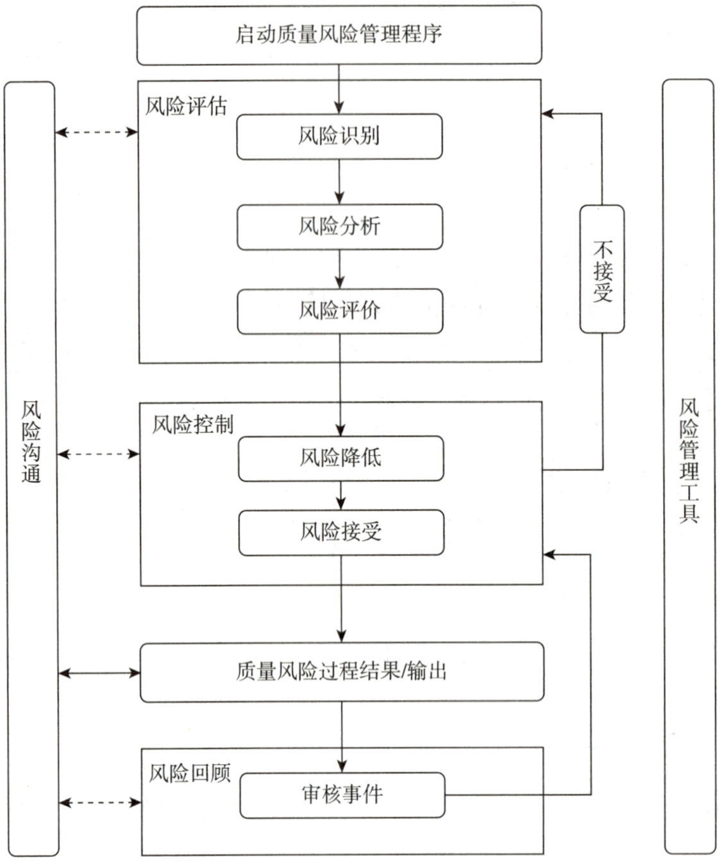


图 1-3　质量风险管理流程

决定风险控制的策略和方法提供信息支持的过程，包括初步分析、后果分析、可能性分析、不确定分析和敏感性分析。依据风险的可接受程度，可以将风险划分为以下三个区域。

（1）不可接受区域　即高风险或严重风险。在该区域内，无论相关活动可以带来多少收益，风险都是无法承受的，不惜代价也要进行风险控制。

（2）中间区域　即中风险或一般风险。对该区域内风险的控制，需要考虑实施控制措施的成本与收益，并评估机会与潜在后果。

（3）广泛可接受区域　即低风险或轻微风险。该区域中的风险等级轻微或很低，可采取风险防范控制措施。

在进行风险分析时，要评估风险发生的可能性和危害的严重性，需要重点监控工艺质量，吸收各方面专业人士组成评估团队，团队的负责人应对质量风险管理的概念有很好地理解，并能够协调各专业的工作。风险分析是对所确定的危害源有关的风险进行预估，针对不同的风险项目需要：①选择风险评估的工具；②确定风险的因素，如发生的可能性、危害的严重性、可测量性；③界定风险因素的范围；④确定采取的行动。

进行风险分析之后，要对风险控制情况进行评价，以观察系统是否有超出当时风险分析所在状态的情况，是否有必要通过技术改进或采取其他措施降低风险。风险分析是对于已经识别的风险进行风险性评估，应采取定性与定量相结合的方法进行。通常根据该风险事件的严重性、发生概率和检测概率进行汇总分析。针对不同的事件进行打分，结合企业内部可以承受的水平，确定一个承受值，将相应的得分相乘，可以确定每一个风险事件的风险水平，进而确定其风险等级。企业可以按照已识别出的风险控制项目为主线，进行风险程度的评价。

**3. 风险评价**　指在识别和分析的基础上，对风险发生的概率、危害程度、检测性等因素进行综合分析，与标准或指标比较，以确定风险的轻重程度，并决定是否需要采取相应措施的过程。风险评价可以确定风险的严重性，将已识别和分析的风险与预先确定的可接受标准比较。风险评价的结果可以是对风险的定量评估，也可以是对风险的定性描述。

答案解析

**即学即练 1－3**

风险评估包括（　）。

A. 风险审核、风险分析和风险评价　　B. 风险识别、风险分析和风险控制

C. 风险识别、风险分析和风险评价　　D. 风险识别、风险分析和风险沟通

### （二）风险控制

风险管理的根本目的在于尽可能将风险损失控制在可以接受的范围内。管理者在进行风险衡量后，可以分析风险是否在控制之中，风险发生的概率是否可以进一步降低。

风险控制是指采取一定的措施避免和改变风险事件发生的可能性和后果的过程，其目的是降低风险至可接受水平，包括风险降低和风险接受。

**1. 风险降低**　当风险超过可接受的水平时，风险降低将致力于减少或避免风险，包括采取行动来降低风险的严重性或风险发生的可能性；应用一些方法和程序提高鉴别风险的能力。需要注意的是，风险降低的一些方法可能对系统引入新的风险或显著提高其他已存在的风险，因此风险评估必须重复进行，以确定和评估风险可能的变化。

**2. 风险接受**　风险接受是指确定可接受风险的最低限度，设计理想的质量风险管理策略来降低风险至可接受的水平。有些情况下，即使采取了最好的质量管理措施，风险也不会完全被消除。此时，需要将风险降低至可接受水平。这个可接受水平由许多参数决定并应该具体情况分别对待。

### （三）风险沟通

风险沟通即风险通报，就是决策制定者及其他人员间交换或分享风险及其管理等信息的过程。风险沟通是风险管理的一部分，包括许多部门间的沟通，如管理者与企业、企业与患者以及公司、企业或管理当局内部等等。所含信息可涉及到质量风险是否存在及其本质、形式、可能性、严重性、可接受性、处理方法、检测能力或其他。

风险沟通是促进风险管理的有效实施，使管理各方均能掌握更全面的信息，从而可以及时调整或改进措施。技术人员、QA、QC、岗位管理人员、生产人员进行信息的传达和沟通，确保在生产中控制风险；质量风险管理过程的所有结果都应记录。协商与沟通主要应该包括以下几方面。

（1）将识别的结果以文件的形式固定下来，并得到质量负责人的批准。

（2）对包括一线操作人员在内的全体管理与技术人员进行培训和考核，使其掌握生产过程中需要控制的关键环节。

（3）质量监督人员与风险管理人员对生产过程中质量风险的控制情况进行监督，发现偏差应及时记录和处理。

（4）在确保识别出的风险因素全部得到控制的情况下，对生产出的产品的指标检测情况、生产过

程的工艺控制情况和生产过程中发生的偏差以及偏差的处理等信息进行分析，以确认是否出现新的或原来没有识别出的偏差。如果有，则重新执行风险识别的过程。

### （四）风险审核

风险审核也称风险评审，是对质量风险管理的全过程进行监控，并定期进行回顾评审。

风险管理过程的结果应结合新的知识与经验进行回顾，风险管理是动态的质量管理过程，应建立并实施对事件进行定期回顾的机制，根据新知识、新环境而更新，根据风险控制项目及水平在必要时进行回顾。

风险控制审核是审核系统是否有超出风险控制状态的情形，是否需要通过技术改进或采取其他措施来消除或降低风险。企业应该建立风险审核规程，全面、系统地分析一个周期内产品质量的各项指标以及风险控制情况，总结偏差特点和趋势，建立消除和降低风险的改进计划。此外，原辅料、与药品直接接触的包装材料、工艺、设备、生产环境、检验方法、法律法规或技术要求等发生变更时，企业应重新执行风险识别、评估和控制流程。

## 六、质量风险管理的工具

进行质量风险评估时，针对不同的风险项目或数据可选择不同的风险评估工具和方法。风险管理常用的统计工具有流程图、图形分析、帕雷托图（图1－4）、鱼骨图（图1－5）、检查列表等，用于收集或组织数据、构建项目管理等。

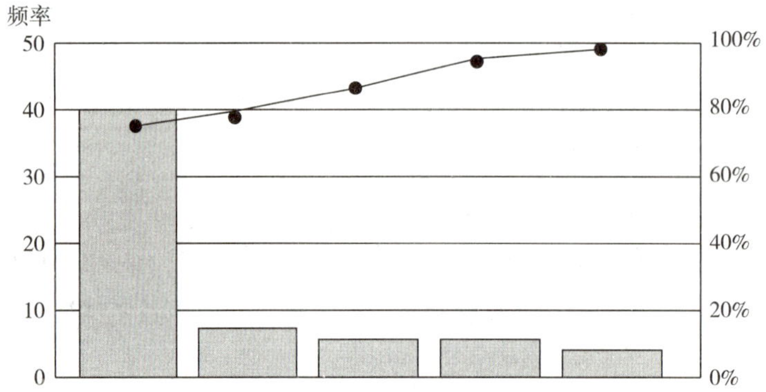


图1－4　用于风险评估的帕雷托图

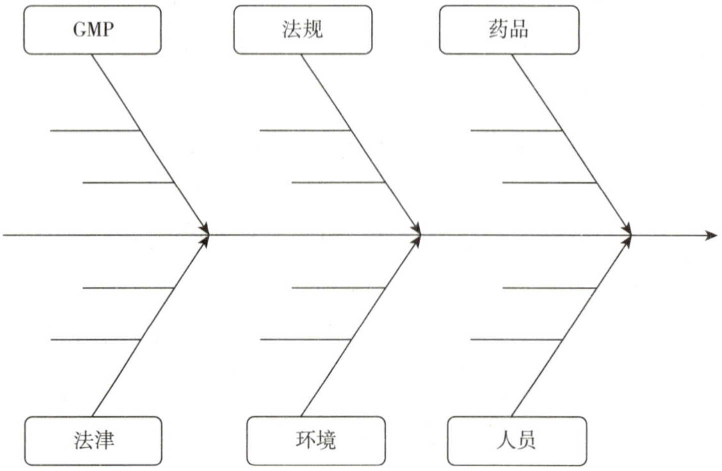


图1－5　用于风险评估的鱼骨图

答案解析

# 目标检测

## 一、选择题

### （一）A 型题（最佳选择题）

1. 药品质量管理体系可以适用于整个产品生命周期，包括（　）四个阶段。
   A. 委托生产、技术转移、商业生产、产品终止
   B. 产品筛选、技术转移、商业生产、产品终止
   C. 产品开发、技术转移、商业生产、产品终止
   D. 产品上市、技术转移、商业生产、产品终止
2. 质量控制是质量管理的一部分，强调的是（　）。
   A. 质量检验　B. 质量要求　C. 质量标准　D. 质量第一
3. 质量控制是指按照规定的方法和规程对原辅料、包装材料、中间品和成品进行（　）以保证这些物料和产品的成分、含量、纯度和其他性状符合已经确定的质量标准。
   A. 取样、检验和复核　B. 取样、检验和留样
   C. 送样、检验和复核　D. 取样、抽检和复核
4. （　）涵盖影响产品质量的所有因素，是为确保药品符合其预定用途并达到规定的质量要求所采取的所有措施的总和。
   A. 质量策划　B. 质量审核　C. 质量控制　D. 质量保证
5. 组织最高管理者正式发布的关于质量方面的全部意图和方向是（　）。
   A. 质量方针　B. 质量目标　C. 质量保证　D. 质量管理
6. 与产品质量相关的危害发生的可能性和严重性的组合是（　）。
   A. 风险识别　B. 质量风险　C. 风险分析　D. 风险审核
7. 质量风险管理指在整个产品生命周期中，采用前瞻或回顾的方式，对质量风险进行（　）的系统过程。
   A. 评估、控制、辨识、审核　B. 评估、控制、接受、审核
   C. 评估、控制、沟通、审核　D. 评估、控制、消除、审核
8. （　）是质量管理体系的一部分，是药品生产管理和质量控制的基本要求，旨在最大限度地降低药品生产过程中污染、交叉污染以及混淆、差错等风险，确保持续稳定地生产出符合预订用途和注册要求的药品。
   A. 药品生产质量管理规范　B. 质量管理体系
   C. 质量保证　D. 质量控制
9. 风险控制包括（　）。
   A. 风险降低和风险接受　B. 风险降低和风险评价
   C. 风险沟通和风险接受　D. 风险降低和风险回顾
10. （　）是对质量风险管理的全过程进行监控，并定期进行回顾评审。
   A. 风险控制　B. 风险沟通　C. 风险审核　D. 风险评估

（二）X 型题（多项选择题）

11. 以下描述属于质量方针的是（　）。

A. 快速准确，客户第一　　B. 严格公正，信誉第一

C. 市场抽查合格率 100%　　D. 一次优级品率 100%

12. 以下描述属于质量目标的是（　）。

A. 快速准确，客户第一　　B. 客户投诉为零

C. 市场抽查合格率 100%　　D. 一次优级品率 100%

13. 风险管理的目的有（　）。

A. 认识风险及其对药品生产管理与质量控制的潜在影响

B. 识别引发风险的主要因素、系统及企业的薄弱环节

C. 有利于正确选择消除和降低风险的应对措施

D. 通过调查，采取纠正和预防偏差的措施进行防范

14. 质量风险的特点有（　）。

A. 不确定性　　B. 突发性　　C. 危害性、复杂性　　D. 可检测性

15. 质量管理指在质量方面指挥和控制组织的协调活动，通常包括（　）。

A. 制定质量方针和质量目标　　B. 质量策划、质量改进

C. 质量保证、质量控制　　D. 质量循环

16. 风险分析是对所确定的危害源有关的风险进行预估，针对不同的风险项目需要（　）。

A. 选择风险评估的工具

B. 确定风险的因素，如发生的可能性、危害的严重性、可测量性

C. 界定风险因素的范围

D. 确定采取的行动

## 二、综合问答题

1. 建立质量管理体系的基本要求是什么？

2. 质量风险管理的原则是什么？

**书网融合……**

知识回顾　　微课 1　　微课 2　　习题

# 项目二　质量控制实验室认知

## 学习引导

齐二药“亮菌甲素”事件中，齐齐哈尔第二制药有限公司采购人员违规购入“二甘醇”假冒药用辅料“丙二醇”，而化验室负责人及检验人员严重违规，未进行红外光谱检测对比“丙二醇”红外标准图谱，将不符合标准的相对密度值改为正常值，最终造成严重后果。《中华人民共和国药品管理法》（2019 年修订）对质量管理体系做出了严格的规定：第四十七条规定药品生产企业应当对药品进行质量检验。不符合国家药品标准的，不得出厂。

本项目主要介绍质量控制实验室管理，实验室职责和布局，质量控制实验室人员资质和培训，质量控制实验室文件建立与管理。

## 学习目标

1. **掌握**　质量控制实验室文件管理；药品生产质量管理规范的主要规定。

2. **熟悉**　质量控制实验室职责、实验室布局以及质量控制实验室人员组织架构、资质等要求。

3. **了解**　质量控制实验室管理以及质量标准的建立。

## 任务 2 - 1　质量控制实验室总体描述

PPT

### 一、质量控制实验室管理

质量控制实验室管理是确保所生产的药品适用于预定的用途，符合药品标准和所规定要求的重要因素之一。企业应根据自身的规模、工艺复杂程度和有限的资源等特定的条件，在符合法规的要求下，制定相应的质量控制实验室管理体系。

#### （一）质量控制实验室管理的目的

建立、实施并维护一个有效的实验室管理体系能够支持企业整体质量管理体系的有效实施，持续稳定地生产出满足顾客、法律法规等提出的质量要求（如有效性、可靠性、安全性）的产品，从而实现公众和个人的共同目标，即为患者提供高质量的药品。具体表现在以下几个方面。

1. 及时放行合格的生产物料用于药品的制造，为生产出合格的药品提供必备的前提条件。

2. 有效的药品生产过程中间控制保证了各个阶段生产产物的正确性和质量符合性，准确的终产品的检验数据为产品最终放行提供了重要的质量依据。

3. 有效的稳定性数据和趋势分析指导企业确定药品正确的有效期、包装材料、运输/储存条件等，并确保在市产品处于有效的质量保证状态。

4. 通过实验室各个方面的有效管理，使质量系统始终处于受控状态，例如，通过实验数据证明对工艺运行和产品质量的有效监控，为工艺能力及其稳定性提供保障。

### （二）质量控制实验室管理的范围

质量控制实验室管理适用于产品生命周期过程中产品质量形成全过程的各个环节，包括产品研发后期、产品/技术转移、商业生产、产品储存/运输、在市考察甚至产品退市等。各阶段所涉及的技术活动包括以下几个方面。

**1. 产品研发后期** 主要在原料药及制剂产品开发过程中针对处方的选择、分析方法的确定以及稳定性研究过程。

**2. 产品/技术转移** 着重于产品转移过程中的过程监控、方法转移等。一般涵盖：①新产品由开发转移至规模生产；②不同的生产厂或实验室之间的转移。

**3. 商业生产** 重点指对原辅料、包装材料、中间产品、待包装产品和成品进行取样、检查、检验及产品的稳定性考察，以及必要时的环境监测和对水系统、压缩空气系统和其他制药用气体等公用设施的监测。

**4. 产品储存/运输** 根据产品的特性及稳定性研究数据确定不同的条件。

**5. 产品在市期** 持续的稳定性研究监控在市产品的质量。

**6. 产品退市期** 包含产品留样的考察及相关文件/样品的处理。

## 二、质量控制实验室职责 微课1

质量控制涵盖药品生产、放行、市场质量反馈的全过程，负责原辅料、包材、工艺用水、中间体及成品的质量标准和分析方法的建立、取样和检验，以及产品的稳定性考察和市场不良反馈样品的复核工作。质量控制的职责也可涵盖产品过程控制。

质量控制实验室的具体工作内容见表2－1，工作流程见图2－1。

**表2－1 质量控制实验室的具体工作**

| 序号 | 工作内容 |
|---|---|
| 1 | 确保实验室安全运行，并符合GMP管理规范 |
| 2 | 根据药典、注册标准、各种法规及企业内部要求制定原辅料、包材、工艺用水、产品过程控制、中间体及成品的质量标准及分析方法 |
| 3 | 保留足够的起始物料和产品的样品（即留样），以便以后必要时对产品进行跟踪检测 |
| 4 | 参加与质量有关的投诉调查 |
| 5 | 确保用有效的体系来确认、维护、维修和校验实验室仪器设备 |
| 6 | 组织取样、检验、记录、报告等工作 |
| 7 | 对于检验过程中发现的异常现象应及时向质量保证部及相关生产负责人通报，并调查是否为实验室原因。如确认不是或无可查明的实验室原因，应协助查找其他原因 |
| 8 | 根据需要制定稳定性试验方案，并确保其具体实施 |
| 9 | 参加与质量有关的客户审计 |
| 10 | 根据需要参与和支持生产工艺验证、清洁验证和环境监测工作 |

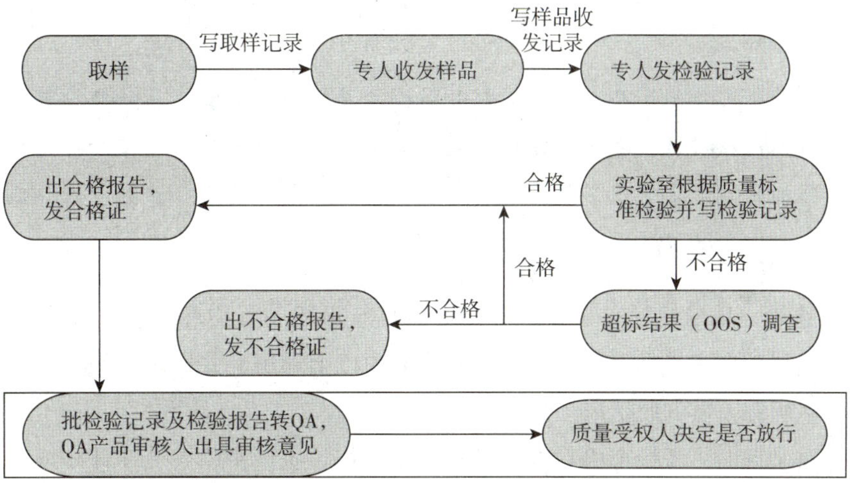


**图 2－1　质量控制实验室的工作流程**

## 三、质量控制实验室布局

实验室的布局应确保其适用于预定的用途，质量控制实验室具体布局要求如下所述。

1. 质量控制实验室通常应与生产区分开，生物检定、微生物和放射性同位素的实验室还应彼此分开，无菌检查实验室、微生物限度检查实验室、抗生素效价测定实验室、阳性菌实验室也应彼此分开。

2. 实验室的设计必须与生产要求相适应。必须有足够的地方避免混淆和交叉污染。同时还应有足够的区域用于样品处置、留样和稳定性考察样品的存放及记录保存。

3. 必要时应设置专门的仪器室，使灵敏度高的仪器免受静电、震动、电磁波、潮湿等因素的干扰。

4. 处理生物或放射性样品等特殊样品的实验室应符合特殊要求。

5. 用于微生物检验的实验室应有符合无菌检查法和微生物限度检查法要求的、用于具有开展无菌检查和微生物限度检查等检测活动的、独立设置的洁净区或隔离系统，并为上述检验配备相应的阳性菌实验室、培养室、实验结果观察区、培养基及实验用具准备区、标准菌种储存区、污物处理区等。

## 四、质量控制实验室人员

质量控制是质量管理的一部分，按照规程和方法对原辅料、包装材料、中间产品和成品进行取样、检验、复核、出具报告，确保物料和产品的成分组成、含量、杂质与限度及其性状的检验方法符合规定标准，检验结果真实、准确、可靠。

**1. 组织架构**　质量控制部（QC）可以根据生产规模设立一个或几个化验室，例如微生物实验室、仪器分析实验室、理化实验室、原辅料实验室、包材实验室、车间中控实验室等。质量控制实验室组织结构图见图 2－2。

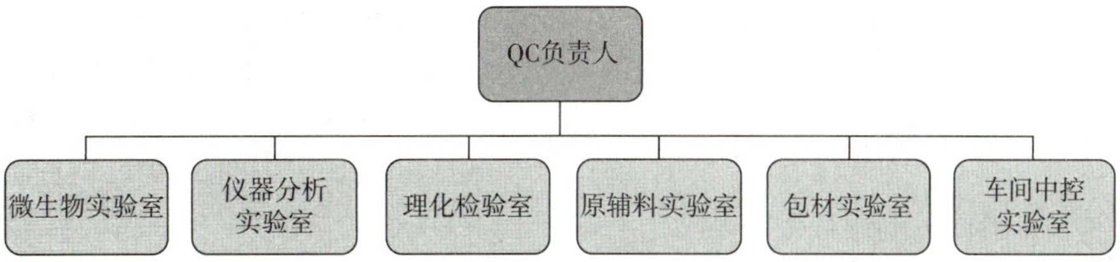


**图 2－2　质量控制实验室组织结构图**

## 知识链接

车间中控实验室是为了控制生产工艺，提供分析检验数据的实验室。其一般设置在生产企业的车间或工段上，主要从事生产原材料、半成品的分析检验，及时为生产工艺控制部门提供分析检验数据，确保生产工艺的各项指标处于规定的正常范围内。中控实验室所采用的分析检验方法一般要求分析检验的操作简单，速度较快，结果准确度不一定很高。

**2. 资质要求与培训** 质量控制实验室负责人应当具有足够的资质和经验，能够管理本企业一个或多个实验室。检验人员至少应当具有相关专业中专或高中以上学历，并经过检验操作实践培训且通过考核。质量控制实验室所有人员的职责应当书面规定。

新员工应接受岗前培训，考核合格后方可进行独立操作。质量检验人员按计划培训，内容包括员工所从事的特定操作及和其职能有关的 GMP 知识。进入洁净区域的人员需按规定进行相关培训，详见表 2－2。

**表 2－2 质量检验人员培训内容**

| 培训类型 | 培训内容 |
| --- | --- |
| 新检验验员的培训 | GMP 管理培训；岗位职责；标准操作规程、质量标准和分析方法的学习、演练等 |
| 在岗检验验员的再培训 | 定期进行 GMP、其他法规要求，以及专业技术知识、标准操作规程等的培训；对新发布的标准操作规程进行学习；参加权威机构或仪器供应商组织的专业知识培训；定期考核化验员知识及技能 |

## 知识链接

质量控制实验室检验人员的职责包括：执行物料与产品的内控标准、检验室管理及检验操作的有关规程与标准；正确对物料、产品取样、检验和留样，对物料和产品取样进行持续稳定性考察，并出具考察报告；负责标定检验用标准品、对照品；提供产品检验及质量信息，为纠正和预防偏差及确保质量提供信息。

核对仪器、设备量值和运转情况，环境条件是否符合实验检测条件的要求。

质量控制实验室应有经质量管理负责人审核或批准的有关培训的标准操作规程（SOP）、方案或计划，培训记录应保存。培训应当由有资格的人员进行有计划地培训，并应对培训效果进行评估。常见培训形式及考核方式和标准，详见表 2－3。

**表 2－3 常见培训形式及考核方式和标准**

<table>
<tr><th>培训方式/工作效果</th><th>考核方式</th><th>考核标准</th></tr>
<tr><td>演讲</td><td>提问问题、笔试、相关负责人评价</td><td rowspan="5">提问回答评价级别：优秀、良好、合格、不合格<br>笔试按考试分数计：90 分以上为优秀；75 分至 90 分为良好；60 分至 75 分为合格；60 分以下为不合格<br>相关负责人根据培训人员讨论时的表现对培训人员进行评价，评价级别分别为：优秀、良好、合格、不合格<br>现场操作按符合 SOP 要求程度，评价级别分别为：优秀、良好、合格、不合格</td></tr>
<tr><td>内部讨论</td><td>相关负责人评价</td></tr>
<tr><td>自学</td><td>提问问题、笔试、相关负责人评价</td></tr>
<tr><td>现场演示</td><td>现场操作、提问问题、笔试、相关负责人评价</td></tr>
<tr><td>工作效果</td><td>相关负责人评价</td></tr>
</table>

**实例分析 2-1**

**实例**　某企业新建成一质量控制实验室，厂长召集相关人员就此次人员招聘展开讨论并商议制订方案。陈副厂长第一个发言，他说目前本企业发展势头喜人，人才市场人力资源丰富，大学生、研究生、博士生比较多，我们此次也多招几个学位高一点的研究生、博士生；黄科长第二个发言，他说大学生刚从学校出来，经验少，还是直接从别的企业调几个年纪大点的、经验丰富点的来，这样上手就很快……

孙主任接下来发表了自己的看法，他认为实验室招收人员当然要的全都是专业人员，专业最好都统一，学历低点没关系，只要勤快就行，青年人精力充沛。最后厂长作总结发言，他认为上述同志的意见从某一方面达到我们招聘的要求，但均不全面，应结合本厂长远发展、人才队伍建设及实验室建设及发展的角度综合考虑招聘的要求。

答案解析

**问题**　你认为应该如何招收该实验室的人才？

**即学即练 2-1**

质量控制实验室的检验人员应具有的学历至少为（　）。

A. 初中　　B. 大专　　C. 本科　　D. 中专或高中毕业

答案解析

# 任务 2-2　质量控制实验室文件

PPT

## 一、质量标准的建立

质量标准应详细阐述生产过程中所用物料或所得产品必须符合的技术要求。质量标准是质量评价的基础，是保证产品质量、安全性、有效性和一致性的重要因素。药典、注册标准、国标、企业标准等都是物料和产品的质量标准，是检验的依据。在完成物料、中间产品、待包装产品和成品的检验后，确认检验结果是否符合质量标准，并在完成其他项目的质量评价后，才能得出批准放行、不合格或其他决定。因此，必须制定质量标准。而且，物料和产品的质量标准不应低于注册或申报标准，可以增加注册或申报标准以外的附加检验项目。

质量标准一般包括两大部分内容：物料和产品基本信息；检验项目及其相应的取样、检验方法和可接受标准。质量标准的复制、分发、替换或撤销、销毁需受控并应有相应的记录。

工作场所所用质量标准必须是经批准的现行文本。原版质量标准复制时，不得产生任何差错；复制的文件应当清晰可辨。质量标准需根据药典、国家标准或注册文件的变化，进行相应的修订。当药典或有关文件更新时，应检查每个物料相对应的专论、方法等，以确定是否需要更新质量标准。质量标准修订后，应按照规定管理。已撤销的或旧版文件除留档备查的应长期保存外，其余均应按规定销毁，不得在工作现场出现，以避免误用。

根据《药品生产质量管理规范（2010 年修订）》的要求，质量标准通常包括以下几类，见表 2-4。

表 2-4　质量标准类型

| 质量标准 | 内容要求 | 制定依据 |
|---|---|---|
| 物料质量标准 | 第一百六十五条 | 国家药品标准（包括：药典和药品标准）<br>中国国家标准（GB）中国行业标准（例如：药包材行业标准，YBB）<br>产品的官方注册文件<br>说明：①根据药品成品的销售地点，需考虑其他各国药典（如欧洲药典、美国药典、日本药典、英国药典等）或国际标准；②进口药品包装材料应同时符合进口药品包装材料标准。 |
| 中间产品和待包装产品 | 第一百六十六条 | |
| 成品 | 第一百六十七条 | |

## 知识链接

《中华人民共和国药典》简称《中国药典》，依据《中华人民共和国药品管理法》组织制定和颁布实施。所有国家药品标准应当符合《中国药典》凡例及通则的相关要求。

1949 年至 2022 年，《中国药典》已经先后颁布 11 版，分别为：1953 年版、1963 年版、1977 年版、1985 年版、1990 年版、1995 年版、2000 年版、2005 年版、2010 年版、2015 年版和 2020 年版。现行药典为《中国药典（2020 年版）》，由一部、二部、三部和四部构成，收载品种共计 5911 种。一部中药收载 2711 种。二部化学药收载 2712 种。三部生物制品收载 153 种。四部收载通用技术要求 361 个，其中制剂通则 38 个、检测方法及其他通则 281 个、指导原则 42 个；药用辅料收载 335 种。

《中国药典》一经颁布实施，其同品种的上版标准或其原国家标准即同时停止使用。

## 二、文件管理 微课 2

文件管理分为文件制定管理和文件使用管理两个过程，包括文件的设计、编码、起草、修订、审核、批准、替换或撤销、复制、分放、保管和销毁等内容。

### （一）文件制定的管理

企业应根据 GMP 的要求以及企业的实际情况设计一个文件系统框架，文件系统框架确定后，着手制定文件的格式、文件制定程序、原则、方案等。文件编制应注重真实性、可靠性、科学性，内容完整、清晰易懂，使每一个操作只有一个标准，做到“令有据、行有迹、追有踪”。具体编写应遵循目标性、统一性、协调性、适用性、一致性、合规性的原则。

新开办药品生产企业应在筹办阶段着手制定文件系统，起草文件。已建成运作的企业在下列情况下，应起草、修订和变更文件：①新产品投产前、新设备使用前；②工艺及处方改变时；③验证前和验证后；④厂房、设施、设备、物料使用过程中发现偏差或缺陷需要变更时；⑤法律、法规、质量标准及规范发生变更时；⑥组织机构职能变动时；⑦接受 GMP 检查后，缺陷需要改进时。

文件制定流程如下：设计→编码→起草→审核→批准→生效。

**1. 设计**　各药品生产企业经营管理模式有所不同，但都以我国颁布的 GMP 为框架运作。企业应根据企业的章程、经营模式、机构与岗位设置及人员配备来设计企业的文件系统。

**2. 编码**　编制文件目录及文件时应编排文件编码。除少部分规程和凭证无编码外，绝大部分文件需编制号码。文件的编码应符合系统性、准确性、识别性、可追溯性、一致性、发展性要求。

**3. 起草**　文件的起草是形成文件的第一步，文件主要由文件使用部门指定专人负责起草，起草人员应具备相当学历和经验，熟悉法律、法规及 GMP 规范。会稿是起草工作完成以后，一般由起草人员所在部门进行，以保证内容的全面性、准确性。会稿人员一定要和起草人员进行沟通、协商，切不可撇开起草人员进行文件修改。

**4. 审核** 起草后的文件由文件起草部门负责人审阅再交质量管理部门或主管部门审核，质量主管部门应组织有关部门专业技术人员对文件进行再次修正或修改，注意文件内容的合规性、真实性、一致性、可操作性和可控性，语言是否精练、易懂、确切。

**5. 批准和生效** 所有的文件在质量管理部门进行审核后，由质量管理部门负责人提交企业负责人批准，按规定的日期宣布生效。

文件的起草、修订、审核、批准均应当由企业指定的人员签字并注明日期。

### （二）文件使用的管理

文件的使用管理包括分发、培训、执行、保管与归档、复审与修订、撤销与销毁等过程，文件使用管理的目的是确保文件的使用过程程序化、规范化。

**1. 分发** 文件不宜多印，应控制份数，标准文件经批准人签字后方可发布，文件一经批准，应在执行前分发至有关人员或部门，分发文件时必须进行登记。一旦新文件生效使用，前版文件必须收回，已撤销和过时的文件除留档备查外，不得在工作现场出现。

**2. 培训** 新文件在执行之前必须进行培训并记录，文件在执行之日前应对文件使用者进行专门培训，可由文件编制人、审定人、批准人之一进行培训，以保证每个使用者了解如何使用文件。

**3. 执行** 文件由执行责任人于执行日期开始严格遵守执行。文件开始执行阶段，相关管理人员应特别注意监督检查执行情况，以保证文件执行的有效性。

**4. 保管与归档** 收存文件的部门应妥善保存文件，不得丢失、撕毁或涂改，应保持文件齐全和整洁。需保密的文件，应按有关保密规程管理。如果文件采用计算机化系统，应只经授权人员操作。文件的归档包括现行文件归档和各种记录归档，各种记录一旦填写完成，应按类归档，应按档案管理规程来管理归档文件。

**5. 复审与修订** 药品生产企业应定期组织生产技术、质量管理部门和相关的业务部门复审文件，一般每两年复审文件一次，并做好记录。

一般情况下，生产工艺规程每 5 年修订一次，操作规程每 2 年修订一次，一旦政策、法规、标准修订和变更时，或者原辅料、与药品直接接触的包装材料、生产工艺、主要生产设备以及其他影响药品质量的主要因素发生改变时，应根据变更结果修订文件。

各职能部门因管理需要可提出修订文件申请，由企业负责人组织人员对变更文件的合规性和必要性进行审核，审核通过的可修订文件。

**6. 撤销及销毁** 一旦修订文件生效，旧文件应自动失效，文件管理部门应及时公布撤销文件信息，修订文件生效之日，应由文件分发部门向收存旧文件的部门和人员回收失效文件。

## 三、文件类型

质量控制实验室的所有文件应受控管理，质量控制实验室的文件大体分类见表 2-5。

表 2－5　质量控制实验室文件类型

| 序号 | 文件类型 |
| --- | --- |
| 1 | 质量标准及分析方法 |
| 2 | 实验室样品的管理规程 |
| 3 | 检验报告或证书 |
| 4 | 生产用水的监测操作规程和记录 |
| 5 | 实验室分析仪器的使用、校准和维护的操作规程及记录 |
| 6 | 实验室试剂管理规程及配制、使用记录等 |
| 7 | 菌毒种的管理规程及记录 |
| 8 | 取样操作规程和记录 |
| 9 | 检验记录、原始数据、超标结果的处理 |
| 10 | 环境监测操作规程和记录 |
| 11 | 检验方法验证方案及报告 |
| 12 | 实验室分析仪器的确认方案及报告 |
| 13 | 标准品的管理规程及标定、使用记录等 |
| 14 | 实验室剧毒物品、易制毒品的管理规程及记录 |

## 四、各类型文件基本要求

1. 质量标准和分析方法应和注册/申报中的一致或高于注册/申报标准，可以增加注册/申报标准以外的附加检验项目。

2. 应该有关于原辅料、包装材料、生产中间过程、中间体及成品的取样规程，取样规程应包括经授权的取样人、取样方法、所用器具、取样量、取样后剩余部分及样品的处置和标示，以及为避免因取样过程产生的各种风险的预防措施等。应做好取样记录，内容至少包括样品名称、批号、取样日期、取样量、取样人等。

3. 应该有样品的管理规程，包括样品的接收、传递、储存和销毁过程。

4. 检验记录是检验人员对其检验工作的实时记录，检验的内容必须和质量标准/分析方法一致，检验记录应涵盖检验过程的所有信息。所有检验记录应该受控管理。

5. 全部的原始数据和计算必须受控管理，不得随意转抄，更不能擅自将受控记录更换或销毁。检验记录必须由第二人复核，负责对原始记录的准确性、完整性和与规定标准的符合性进行复核。如因意外情况将某页原始记录污染或损坏，需要更换和转抄原始数据时，必须经主管人员认可后到记录管理员处领取新的空白记录（新的记录编号要与原来的加以区分）进行更换。所有转抄数据必须有另外一人进行复核，转抄人及复核人应在转抄记录上签名、签日期。原记录须保存在该转抄记录的后面，作为本批记录的一部分，不得丢弃或销毁。

6. 如果以纸质记录为存档文件，原始数据如色谱图、光谱图等应打印出来，签字并附在批检验记录中。由仪器打印的数据（如水分滴定结果、温湿度记录等），检验员应在最终结果后签字确认。易褪色打印数据，如热敏打印数据，应及时复印，并将原件和复印件一并保存。

7. 如使用电子数据处理系统、照相技术或其他可靠方式记录数据资料，应有所用系统的详细规程；记录的准确性应经过核对。如果使用电子数据处理系统，应建立系统授权管理，任何更改情况均应有记录便于追踪；应使用密码或其他方式限制数据系统的登录；关键数据输入后，应由他人复核。用电子方法保存的批记录，应采用磁带、缩微胶卷、纸质副本或其他方法进行备份，以确保记录的安全，且数据资料在保存期内应便于查阅。

8. 与批记录相对应的所有控制记录必须至少保存至产品有效期后一年，确认和验证、稳定性考察的相关记录和报告等重要文件不得销毁。

9. 实验室偏差和超标结果应如实记录，并进行相应的调查。

10. 根据需要对每一批所检验产品出具检验报告单。

11. 检验报告单应当提供所检验产品的名称、批号，必要时包括其规格和报告日期。有有效期的产品，可以在标签或分析报告单上提供失效期。有复验期的产品，可以在标签或分析报告单上提供复验期。

12. 检验报告单应当列明按药典或客户要求所做的各项测试，包括可接受的限度和得到的结果。

13. 检验报告单应当由指定的质量部门人员签名、签日期。如有要求，检验报告还应注明原制造商的名称、地址和电话。

14. 如果由重新包装者/重新加工者、代理人、中间人或由其代表出具新的报告单，这些报告单上应当注明做分析的实验室的名称、地址和电话；还应当附注原制造商的名称和地址，以及原制造商的报告单的复印件。

15. 有洁净厂房或（和）实验室的工厂应该有环境监控的规程，包括取样方式、取样频率、取样点、警戒限、行动限及异常结果的调查及处理等内容。环境监控记录至少包括取样点、取样日期、取样方式、取样人、结果等内容，并应定期做趋势分析。

16. 药品生产企业的生产用水应在制定规程的基础上定期监测，包括生产用水的种类、取样点、取样方法、取样频率、检验项目、接收标准及异常结果的调查及处理等内容。生产用水的检验记录至少包括取样日期、取样点、检验日期、检验项目等内容，每次检验都应有检验报告单。应定期对其关键项目进行趋势分析。

17. 分析方法验证方案和报告应该包括验证目的、适用范围、职责、验证项目及标准、方法描述、验证结论等。

18. 应该有实验室仪器的使用、校准及维护的规程及记录。使用规程应包括仪器的开关机、具体操作步骤、使用注意事项等；校准规程应包括校准周期、校准内容、校准项目及标准，还应规定校准失败后应采取的措施等；仪器的维护规程应包括维护项目、维护周期等内容。仪器的使用、校准及维护都应如实记录。

19. 实验室仪器的验证包括设计确认（DQ）、安装确认（IQ）、运行确认（OQ）、性能确认（PQ）等内容。所有验证文件都应长期保存。

20. 实验室应有试剂的管理规程，包括试剂的领用、登记、储存、使用等规定。实验室配制的试剂应有配制记录。

21. 实验室应有标准品的管理规程，包括法定标准品和工作标准品的管理。来源于 ChP、EP 或 USP/NF 的标准品不需要进一步标定，对使用前有预处理要求（如干燥处理）的标准品，应按照标签或证书的要求进行。非官方来源的标准品应当通过合理的工作获得最高的纯度，应当全面测定确保其鉴别、效力、质量、纯度和效价。标准品的管理应涵盖标准品的使用、内部标准品的标定、标准品的保存等内容。工作标准品应该用法定标准品进行标定，并做好记录。所有相关标准品都应建立使用记录。

22. 实验室如果使用菌毒种，应该有相应的规程规定菌毒种的领用、登记、储存、使用及销毁等，并应有详细的记录。

23. 实验室用到的易制毒品/剧毒物品如砷化物、可溶性钡盐等应有相应的管理规程，必须严格按照易制毒品/剧毒物品的管理规定执行，并建立试剂配制记录、使用记录和销毁记录等。

答案解析

**即学即练 2－2**

下列属于质量控制实验室的文件有（　　）。

A. 质量标准　　B. 实验室样品的管理规程

C. 检验记录、原始数据、超标结果的处理　　D. 环境监测操作规程和记录

答案解析

## 目标检测

### 一、选择题

（一）A 型题（最佳选择题）

1. 质量控制实验室的主要工作包括（　）。

A. 分析检验工　　B. 组织与管理工作

C. 实现生产现场直接控制工作　　D. 组织管理工作和分析检验工作

2. 每批药品生产成品放行的批准人员为（　）。

A. 仓库负责人　　B. 质量受权人　　C. 企业负责人　　D. 企业生产负责人

3. 关于质量控制实验室布局说法错误的是（　）。

A. 为工作方便，质量控制实验室应与生产区在一起

B. 生物检定、微生物和放射性同位素的实验室还应当彼此分开

C. 实验室设计必须与生产要求相适应

D. 应当设置专门的仪器室，使精密仪器免受干扰

4. 药品生产企业应定期组织生产技术、质量管理部门和相关的业务部门复审文件，一般每（　）复审文件一次。

A. 一年　　B. 两年　　C. 三年　　D. 五年

5. 分配到实验室的新员工（包括转岗人员）应接受（　），考核合格后方可进行独立操作。

A. GMP 培训　　B. 仪器培训　　C. 岗前培训　　D. 标准操作培训

6. 新文件在执行之前必须进行培训并记录，下列不能进行新文件培训的是（　）。

A. 文件编制人　　B. 文件审定人　　C. 文件批准人　　D. 质量负责人

7. 与批记录相对应的所有控制记录至少保存（　）。

A. 一年　　B. 五年　　C. 产品有效期后一年　　D. 产品有效期后五年

8. 下列不属于实验室仪器使用规程的是（　）。

A. 仪器的开关机　　B. 仪器具体操作步骤

C. 仪器使用注意事项　　D. 仪器校准周期

（二）X 型题（多项选择题）

9. 质量控制涵盖药品下列（　）过程。

A. 研发　B. 生产　C. 放行　D. 市场质量反馈

10. 下列关于质量控制实验室职责说法正确的是（　）。
 A. 包括产品的稳定性考察
 B. 包括市场不良反馈样品的复核工作
 C. 涵盖药品生产、放行、市场质量反馈的全过程
 D. 包括原辅料、中间体及成品的质量标准和分析方法的建立、取样和检验

11. 新化验员的培训内容包括（　）。
 A. GMP 管理培训　B. 标准操作规程培训
 C. 岗位职责培训　D. 质量标准的学习

12. 根据《药品生产质量管理规范（2010 年修订）》的要求，质量标准通常包括以下（　）。
 A. 物料质量标准　B. 中间产品和待包装产品标准
 C. 成品标准　D. 企业标准

13. 下列属于文件管理中文件制定管理内容的是（　）。
 A. 起草　B. 修订　C. 编码　D. 审核

14. 下列属于质量控制实验室文件范畴的有（　）。
 A. 仪器操作规程　B. 检验记录　C. 试剂使用记录　D. 检验报告

15. 下列属于样品管理规程内容的是（　）。
 A. 样品的接收　B. 样品的传递　C. 样品的储存　D. 样品的销毁

## 二、综合问答题

1. 质量控制实验室管理的目的是什么？
2. 质量控制实验室的工作流程是什么？
3. 质量控制实验室的文件制定流程是什么？

书网融合……

知识回顾　微课 1　微课 2　习题

# 项目三 取样、留样与稳定性试验

## 学习引导

《药品生产质量管理规范（2010 年修订）》第 225 条明确了“留样”的概念，即企业按规定保存的用于药品质量追溯或调查的物料、产品样品为留样，并特别指出用于产品稳定性考察的样品不属于留样。

《药品生产质量管理规范（2010 年修订）》第 231 条明确：持续稳定性考察的目的是在有效期内监控已上市药品的质量，以发现药品与生产相关的稳定性问题（如杂质含量或溶出度特性的变化），并确定药品能够在标示的储存条件下，符合质量标准的各项要求。

目前，不少企业生产与研发的实验室无法截然分开，其留样、稳定性试验与持续稳定性考察的样品混存放的情况并不鲜见。为了确保药品研发、生产程序的规范运行，避免企业物料与产品检验检测活动可能发生的差错与混淆，最大程度保障药品研发、生产活动的质量安全，企业应当做到将留样、稳定性试验与持续稳定性考察的样品分别存放与管理，严格按照相关规定要求完成观察与试验工作。各类记录与台账均应单独设置，以便将各种必要的检验检测落到实处。

怎样取样，取样原则是什么？留样的意义是什么？稳定性试验怎么操作？企业如何建立药品质量管理追踪体系呢？

本项目主要介绍药品的取样、留样和稳定性试验。

## 学习目标

1. 掌握　药品取样原则和取样方法。
2. 熟悉　药品留样的操作规程和注意事项。
3. 了解　稳定性试验的意义和操作方法。

## 任务 3-1　取　样

微课 1

PPT

药品检验工作的基本程序一般为取样、检验、检验记录与报告。取样检验是以所取样品的检验数据作为判定整批质量的一种质量检验方式。检测药品第一步是取样，随机、客观地从大量的样品中取出少量样品进行分析检测，应考虑取样的科学性、真实性和代表性。

样品是指取自一个批并且提供有关该批的信息的一个或一组物料或产品。具有代表性的样品必须能够按比例地代表同一批次总体的不同部分或一个非均匀样品总体的不同属性。

## 一、取样方法

**1. 简单随机取样**　从包含 $N$ 个抽样单元的总体中按不放回抽样抽取 $n$ 个单元，若任何 $n$ 个单元被抽出的概率都相等，也即等于 $1/(N_n)$，则称这种取样方法为简单随机取样。

注：简单随机抽样可以用以下逐个抽取单元的方法进行；第一个样本单元从总体中所有 $N$ 个抽样单元中随机抽取，第二个样本单元从剩下的 $N-1$ 个抽样单元中随机抽取，以此类推。

**2. 系统随机抽样**　先将抽样批总体（即全部包装件数 $N$）分成 $n$ 个（即抽样单元数）部分，再用简单随机抽样法确定第一部分的第 $k$ 号包装件作为抽样单元，随后按相等间隔（$N/n$）从每个部分中各抽取一个包装件作为抽样单元。

**3. 分段随机抽样**　适用于大包装套小包装的一批药品的抽样单元的确定。根据大包装的件数，按相应的抽样规则确定一级抽样单元数（$n_1$），再按简单随机抽样法或者系统随机抽样法确定一级抽样单元；根据一级抽样单元中较小包装的件数，按相应的抽样规则确定二级抽样单元数（$n_2$），再按简单随机抽样法或者系统随机抽样法确定二级抽样单元；以此类推，直至抽出最小包装的抽样单元。

## 二、取样人员基本要求

1. 有良好的视力和对颜色分辨、识别的能力。
2. 熟知样品外观检验的重要性，根据外观能正确判断产品质量；对异常现象加以记录和报告；保持取样器具和取样间的清洁。
3. 有传染性疾病和在身体暴露部分有伤口的人员不进行取样操作。
4. 了解物料安全知识、职业卫生要求。
5. 专业技能培训合格，熟悉取样方案和取样流程，掌握取样技术和取样工具的使用。

## 三、取样器具要求

**1. 应该根据要取的样品选择合适的取样器具**　取样器具一般来说应该具有光滑表面，易于清洁和灭菌，其材质不能与物料或产品发生化学反应、吸附物料或产品、或向物料或产品中释放物质。取样器具使用完后应该尽快清洁，必须在清洁干燥的状态下保存并在规定时限内使用，过期应重新清洗、消毒、干燥后使用。用于微生物检验样品或无菌产品取样的取样器具在使用前必须先灭菌，用于取内毒素或热原的取样工具，使用前应去除外源性内毒素或热原，灭菌后的器具应在规定期限内使用，过期使用需重新灭菌。取样工具的清洁、灭菌以及保存周期应经过相应的验证，在验证的周期内保存使用。破损的取样器具必须有明确标识并立即停止使用。一般用来取原辅料的取样器具有浸取式吸管、分层取样器、吸管、塑料勺、不锈钢勺、铲子、无菌取样罐、无菌取样袋、标签和密封条等（工具样品见图3-1），若采购一次性取样工具和样品包装容器用于物料或产品的取样，应按照所取样品的检验项目和物料使用目的对供应商进行适当的评估，一次性无菌用具应确认其无菌保证情况。

**2. 取样器具的清洁**　对于重复使用的取样工具，为了避免用于不同物料取样时产生交叉污染，使用后应进行充分的清洁与干燥，应有书面规定的清洁规程和记录，所使用的清洁程序应能够有效地清除取样工具上的物料残留，并且应在清洁的效期内使用取样工具。

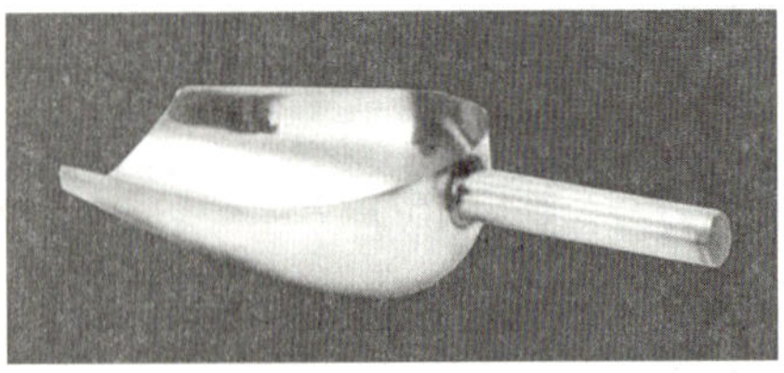

a. 铲子

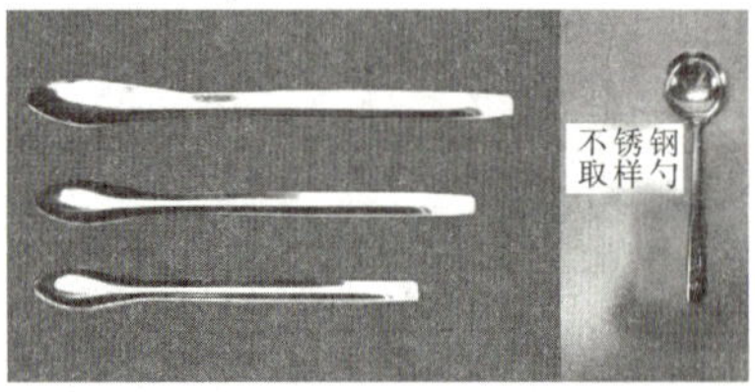


b. 勺子

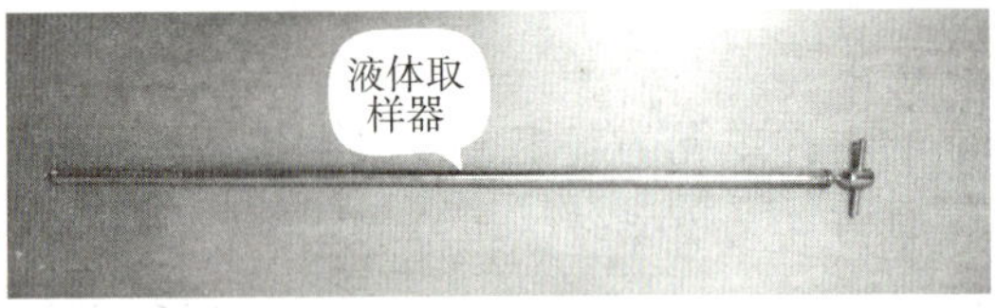


c. 液位探测管

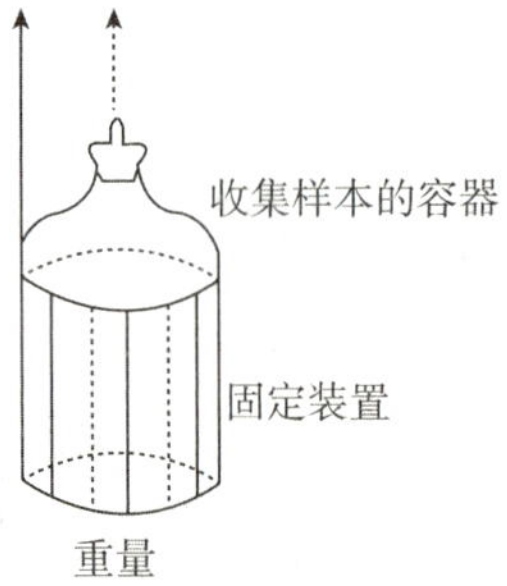


d. 称重式容器

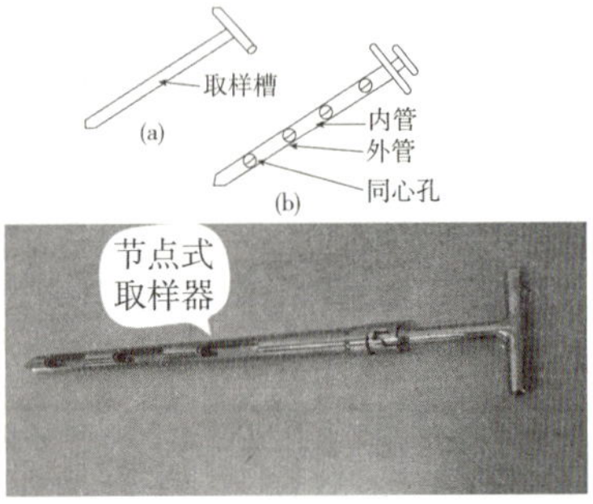


e. 分层式取样器

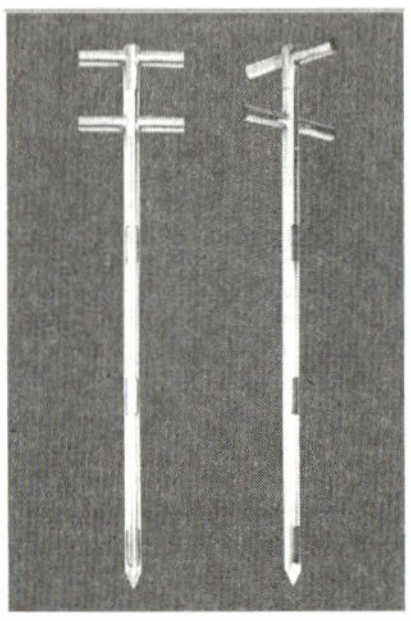

f. 典型取样棒

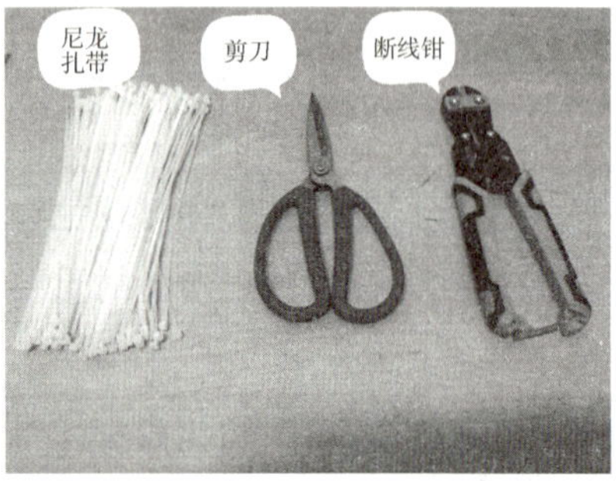


g. 取样辅助工具

**图 3－1　各种类型的取样工具**

**3. 取样工具的灭菌或消毒**　根据所取物料的环境不同，取样工具在使用时可能需要进行消毒、灭菌或去除内毒素、热原等。取样工具的消毒可以使用经过验证的消毒剂，如75%的乙醇等，消毒后的取样工具应确保使用的消毒剂残留不影响其取样操作。用于微生物检查或无菌产品取样的器具，除按规定的清洁步骤进行清洁的要求外，使用前还需要进行灭菌，灭菌后应在规定的效期内使用。用于取内毒素或热原项目的取样工具，应在清洁过后按照去除外源性内毒素和热原的要求，去除内毒素和热原。超过规定存放时间应重新洗涤、消毒或灭菌。

## 四、样品容器要求

样品包装容器应防漏、密闭。可以使用可密封的玻璃瓶或样品袋等容器，通常可以采用相同或优于物料或产品内包装材料的材质。必要时，特殊物料还应使用避光的容器（如棕色玻璃瓶、套黑纸等）。对于微生物检验的样品可使用灭菌的包装容器或一次性灭菌容器。综上，通常取样用样品容器需满足以下要求：①方便装入样品；②方便倒出样品；③容器表面不吸附样品；④方便密封和存储；⑤重量轻、便于携带；⑥如需要应该能够避光；⑦取样容器不得对样品造成污染或影响。

## 五、取样区域要求

取样操作应在取样区域内进行，取样区域建议设置在仓储区内，需要在生产线完成的取样（如中间过程控制的样品）可在生产区进行。取样区域应满足 GMP 取样附录中关于取样设施的相关要求。

**1. 区域要求**　对于原料药起始物料的取样，固体物料可以在专用的取样车内进行，大宗固体物料可以在清洁的独立区域内进行，罐车液体物料的取样可以在罐车位置取样。对于制剂产品生产用原辅料取样，一般在取样间内取样，特殊物料如活性炭或盐酸等可以在独立的取样车内取样。对于中间产品或成品取样，可在生产线上进行取样（可以在生产结束时进行，也可以在生产过程的前、中、后期取样），其取样操作可以记录在批记录上。

从一定程度上讲，取样车在环境控制方面不能等同于洁净室的控制。取样车与洁净取样室（或取样间）相比，其优势在于其具有流动性，是对没有固定取样点的补充；但其不足之处在于，需要制定详细的人员净化程序以避免人员污染，并且取样车空间狭小不利于操作，影响取样效率。企业应根据物料的使用目的和特性，依据风险评估选择合适的取样设施。

取样间的洁净级别应不低于产品生产区域，并有足够的空间进行取样操作。取样间的人流通道和物流通道要分开，要配备相应的更衣室和取样操作间，同时要考虑取样间的清洁需要配备相应的功能区域。

应当建立取样间管理书面规程，规定人员及物料进出取样间的要求，只有经过授权的人员方可进入取样间取样，并规定取样间的清洁程序和清洁频次，以及取样间环境的监测。

**2. 人员进出要求**　洁净取样区需要建立人员净化程序，规定进入的最大人员数。人员应使用已清洁的取样服，根据物料特性佩戴个人防护用品（如防护衣、防护手套、防护镜或者防护口罩、安全鞋等）。

取样人员自更衣间进入，更衣洗手，先戴上一次性帽子（必须不露耳朵和头发），然后换上洁净区用鞋，洗手进入缓冲间。随后换上已清洁的衣服，穿戴时避免衣服接触地面带来污染，戴好防护眼镜、防尘口罩和一次性手套，穿戴完成后，在整衣镜前检查穿戴正确完整，然后用消毒液擦拭双手后进入工作区域。

在库房取样间执行取样时，为了人员安全和避免交叉污染，取原料药和辅料时要求取样人员应合理穿戴劳保护品，如一次性套袖、塑料手套和防护眼镜（必要时）等。

**3. 物料进出要求**　物料的进出需通过物流通道，进入取样间之前要对物料外包装进行清洁（必要时进行消毒）。在进入取样区域前，物料应在缓冲区域自净不少于经验证过的自净时间后再进入取样区域，避免物料对取样间的污染。

**4. 取样间的清洁和消毒**　清洁工具包括吸尘器、水桶、不脱落纤维的拖把、无尘毛巾、擦拭布、乳胶手套等。常见的消毒剂有 75% 乙醇、酸性苯酚、碱性苯酚、70% 异丙醇、过氧化氢、杀孢子剂等。企业可根据各自取样间的微生物的具体情况选择不同的消毒剂进行消毒效果的确认。消毒剂使用频次可根据不同企业对于各自取样间消毒效果的确认制定。

## 六、取样原则和取样数量

1. 取样操作应保证所取样品与物料包装容器内的药品质量一致，并保证物料包装容器内的药品不因取样而导致质量变化，取出物料一般不允许重新放回原容器中。取样应当迅速，样品和被拆包的物料包装容器应尽快密封，以防止吸潮、风化或者氧化变质；对于腐蚀性药品应当避免接触金属制品。遇光易变质的药品应当避光取样，样品用有色玻璃瓶装，必要时加套黑纸；对于无菌原料药应按无菌操作法取样。需抽真空或者充惰性气体的药品，应当预先准备相应设备和器材，以便对样品和被拆包的物料容器抽真空或者充惰性气体。惰性气体的粒子和微生物应符合要求，立即加以密封。

2. 对于毒性、腐蚀性或者易燃易爆的药品取样，取样时特别注意佩戴特殊的个人防护用品，小心搬运和取样，所取样品做特殊的标识，以防止发生意外事故。特别对于易燃易爆药品的取样应远离热源，并不得震动。

3. 取样的样品需及时送检，必要时需要采取措施保证样品不变质、不破损、不泄露。样品及被取样件均应确保密封，确保不造成污染或被污染。

4. 如没对物料供应商分级管理，需要按照物料件数取样，假定包装总数为 $N$，如果 $N \leqslant 3$，从每个包装均取样；如果 $3 < N \leqslant 300$，从个 $\sqrt{N}+1$ 包装取样。总件数 $N > 300$ 时，取样件数为 $\frac{\sqrt{N}}{2}+1$。取样量通常为检验量 3 倍。如果已对物料供应商分级管理，取样时可以按照供应商级别确定取样件数。

## 七、取样实施

### 1. 取样方案

取样方案包含以下内容。

（1）取样的方法。

（2）取样的工具。

（3）样品量（一般为 2 ~ 3 倍的全检量）以及需要取的样品数量。

（4）是否有特殊取样要求，例如分包样品。

（5）样品容器。

（6）取样完成后被取样包装上的标签。

（7）避免交叉污染应该采取的措施，特别是对无菌产品。

（8）对人体毒害的防护措施。

（9）样品的储存条件。

### 2. 取样操作注意事项

（1）绝对不允许同时打开两个物料包装以防止物料的交叉污染。

（2）取不同种类的物料时必须更换套袖。

（3）从不同的物料包装中取样时必须更换一次性塑料手套。

（4）在取样开始和结束时检查取样工具的数量，以避免将取样工具遗留在物料中。

（5）如果在同一天需要在同一取样间进行不同种类物料取样，最好按照包装材料、辅料、原料药的顺序进行取样操作，不同种类物料之间必须要根据规程要求进行取样间的清洁。

**3. 取样后剩余部分的处置和标识**　取完样之后，被取样的包装容器应该贴上取样标签，同时密封以使储存阶段内容物产品质量受损的风险降至最小。对于桶装物料，将内层塑料袋用扎丝扎紧，将桶盖封好后，贴上有取样人员签字及日期的取样标签。对于袋装物料，需要将取样口用专用封口贴封好，贴上有取样人员签字及日期的取样标签。

**4. 样品标识**　取回的样品要贴上标签，标签上填入以下内容。

（1）样品名称。

（2）样品批号。

（3）取样日期。

（4）样品来源（应具体到包装容器号）。

（5）样品储存条件。

（6）如需要，应标明取样时间和样品测试允许时间。

（7）取样人。

**5. 取样记录**　取样过程记录在取样记录中。在取样记录上填写内容有样品名称、批号、取样日期、取样量及样品来源（即样品取自哪个包装）、取样工具以及取样人等信息，必要时注明取样时的温度、湿度以及样品暴露时间等。

**6. 取样的异常处理**　取样时，取样人员要对产品（物料）外包装和物料外观进行现场检查，核对标签，如品名、生产日期和失效日期等信息。如果发现不符合的现象，取样人员应立即停止取样，将观察到的不符合现象记录在取样记录中，并通知公司质量管理相关部门进行调查处理。

答案解析

**即学即练 3－1**

样品总件数为 324，应该取样量是（　）。

A. 每件取样　　B. 19　　C. 10　　D. 4　　E. 5

# 任务 3－2　留　样

微课 2

PPT

企业按规定保存的用于药品质量追溯或调查的物料、产品样品为留样。用于产品稳定性考察的样品不属于留样。采用科学合理的取样方法，确保留样能够代表被取样批次物料或产品，并建立留样管理书面操作规程。

## 一、留样范围和留样量要求

每批制剂成品及其生产用每批原辅料和与药品直接接触的包装材料均需要进行留样。与药品直接接触的包装材料（如输液瓶），如成品已有留样，可不必单独留样。物料和最终包装成品留样量应当足够供必要的检查或检验之需，一般至少应当能够确保按照注册批准的质量标准完成两次全检（无菌检查和热原检查等除外）。

取样人员在取检验用样品时，同时根据相应规程取留样用样品。对于留样量和留样保存时间企业可基于法规要求结合实际需求制定相应的规程。例如对于物料留样，某企业基于物料留样“应当至少满足鉴别的需要”和“至少保存至产品放行后两年”。所有原料、辅料每批留样量为 50g，保存至最后一批使用产品有效期后一年。

## 二、留样储存和标识

**1. 原辅料（包括胶囊壳）的留样**　原料留样的包装形式应与原料到货时的市场包装相同或模拟市

售包装，固体辅料的留样可密封在聚乙烯袋中并且外用铝箔袋包装，液体样品必须依据其特性保存在合适的容器中，易挥发和危险的液体样品可以不用留样。所有存放留样的容器必须贴有规定的标签，标明以下信息：产品名称、产品批号、取样日期、储存条件、储存期限。

**2. 成品（制剂产品）的留样** 成品的留样必须使用其商业包装。依据产品注册批准的贮藏条件储存在相应的区域，留样外箱上应有留样标签，标签上标明产品名称、批号、失效期及留样的保留时间。

**3. 印字包材和初级包材的留样** 印字包材和直接接触药品的初级包材可以附在相应的实验记录后面，与实验记录一起保存，保存时间亦同实验记录一致。

## 三、留样记录

留样需要有相应的记录，留样记录应包括如下信息：产品名称、批号、数量、取样时间、失效日期、储存条件、储存地点、储存时间和留样人签名等。

## 四、留样使用

一般情况下，留样仅在有特殊目的时才能使用，例如调查、投诉。使用前需要得到质量管理负责人的批准。

## 五、留样报废

产品（物料）已按照以上规定保存并超过保存期后，需要进入报废程序。留样的报废可规定每半年报废一次，报废时根据各公司规定的药品报废流程进行，并对所有报废进行存档。具体执行时，应由专人定期收集需要报废的留样信息，填写留样报废申请单，得到质量管理部门负责人批准后交由相关部门销毁。

## 六、留样意义

留样的目的只限于物料与产品质量的追溯与调查。留样通常只是在以下情况时发挥作用。

（1）产品在流通、使用等环节，被监管部门依法抽样检测，发现质量问题后，与生产企业进行相关确认。此时，留样可以成为企业是否需要申请复检的依据之一。如果留样检测出现同样的质量缺陷，企业就应该转入相关的偏差调查与处理。

（2）产品在流通、使用等环节，出现对患者身体的疑似伤害甚至死亡，需要对生产企业及其涉及的产品进行追溯调查。

（3）产品在流通、使用过程中出现质量争议时，留样可以作为相关证据，用于调查取证。

留样无论对企业还是监管者，或是对经营、使用环节乃至使用该留样产品的患者，都具有非常重要的意义。任何环节出现的可能与产品质量相关的问题，都需要通过留样进行追溯与调查。在对与药品相关的违法犯罪行为实施惩处过程中，留样又具有重要的法律意义。在规定的保存期内，不允许灭失留样。否则，一旦发生法律问题，就会被认为是销毁证据。

鉴于留样的特定功能，在保存期限内，除了发生外观目测异常情况需要进行彻底调查外，其外包装完整性不应受到损坏。保存期内的留样，只进行一般的目检观察，不进行其他可能破坏原包装的任何检验检测。为了与需要进行产品内在质量检测的稳定性考察明确区分，留样与需要进行稳定性考察的样品应该分开存放，原则上不应保存在同一间库房内。留样观察记录与稳定性考察记录更应严格区分，不能混淆。

### 实例分析 3－1

**实例** 下表为某药品生产企业规定的留样数量及保存时间

| 留 样 | 取样量 | 保存时间 |
| --- | --- | --- |
| 原辅料及空胶囊壳 | 50g | 最后一批使用的成品有效期后 1 年 |
| 成品 | 三倍全检量 | 有效期后 1 年 |
| 印字包材 | 1 个/每批 | 最后一批使用的成品有效期后 1 年 |
| 初级包材 | 30cm/每批 | 最后一批使用的成品有效期后 1 年 |
| 铝管 | 10 只/每批 | 最后一批使用的成品有效期后 1 年 |

**问题** 分组练习取样与留样操作，填写物料或产品请验单、取样证、取样记录、留证样、留样记录，并互相检查纠错，回答药品的留样要求有哪些？

答案解析

### 即学即练 3－2

下面有关留样注意事项正确的有（ ）。

A. 留样管理员应由专人担任，负责留样样品的管理工作，具有一定的专业知识，了解样品的性质和储存方法。

B. 所有留样样品都是极为重要的实物档案，有效期内不得销毁或随意取走。

C. 留样样品的储存期限一般规定如下：成品为有效期后 1 年；中间产品为 3 个月；原料、辅料为 1 年。

D. 易腐败、霉变、挥发及开封后无保留价值的样品，不需留样。

E. 中药材等特殊药品通常保存半年。

答案解析

# 任务 3－3 稳定性试验

PPT

## 一、稳定性试验相关概念

《中国药典（2020 年版）四部》通则“原料药物与制剂稳定性试验指导原则”中规定：稳定性试验的目的是考察原料药物或制剂在温度、湿度、光线的影响下随时间变化的规律，为药品的生产、包装、储存、运输条件提供科学依据，同时通过试验建立药品的有效期。

《药品生产质量管理规范（2010 年修订）》第 231 条明确规定：持续稳定性考察的目的是在有效期内监控已上市药品的质量，以发现药品与生产相关的稳定性问题（如杂质含量或溶出度特性的变化），并确定药品能够在标示的储存条件下，符合质量标准的各项要求。稳定性试验与持续稳定性考察是两个不同阶段的考察过程，前者是针对研发阶段的产品而言，后者是为已上市产品设定。

稳定性试验包括影响因素试验、加速试验与长期试验。试验对象包括原料药物和制剂。

药物制剂稳定性研究，首先应查阅原料药物稳定性有关资料，特别是了解温度、湿度、光线对原料药物稳定性的影响，并在处方筛选与工艺设计过程中，根据主药与辅料性质，参考原料药物的试验方法，进行影响因素试验、加速试验与长期试验。

制剂进行影响因素试验的目的是考察制剂处方的合理性与生产工艺及包装条件。加速试验是在加速条件下进行，其目的是通过加速药物制剂的化学或物理变化，探讨药物制剂的稳定性，为处方设计、工艺改进、质量研究、包装改进、运输、储存提供必要的资料。长期试验是在接近药品的实际储存条件下进行，其目的是为制订药品的有效期提供依据。

对于所有制剂，应充分考虑运输路线、交通工具、距离、时间、条件（温度、湿度、振动情况等）、产品包装（外包装、内包装等）、产品放置和温度监控情况（监控器的数量、位置等）等对产品质量的影响。

此外，有些药物制剂还应考察临用时配制和使用过程中的稳定性。例如，应对配制或稀释后使用、在特殊环境（如高原低压、海洋高盐雾等环境）使用的制剂开展相应的稳定性研究，同时还应对药物的配伍稳定性进行研究，为说明书/标签上的配制、储存条件和配制或稀释后的使用期限提供依据。

**知识链接**

**中药、天然药物的稳定性试验**

中药、天然药物的稳定性是指中药、天然药物（原料或制剂）的化学、物理及生物学特性发生变化的程度。通过稳定性试验，考察中药、天然药物在不同环境条件（如温度、湿度、光线等）下药品特性随时间变化的规律，以认识和预测药品的稳定趋势，为药品生产、包装、储存、运输条件的确定和有效期的建立提供科学依据。稳定性研究是评价药品质量的主要内容之一，在药品的研究、开发和注册管理中占有重要地位。

稳定性研究具有阶段性特点，不同阶段具有不同的目的。一般始于药品的临床前研究，贯穿药品研究与开发的全过程，在药品上市后还要继续进行稳定性研究。

## 二、考察内容

就考察时限而言，长期稳定性试验不应该限定于相关指导原则设定的 36 个月之内。对已满 36 个月的样品检验结果，与 0 个月比较，如果各项指标全部稳定而没有变化，其试验还可以继续进行下去。而持续稳定性考察的期限只需涵盖药品质量标准规定的有效期即可。

对于考察期间的检验频次，持续稳定性考察可以参照长期稳定性试验进行，即从持续稳定性考察开始起计算，前 12 个月，每 3 个月取样检验一次，之后于第 18 个月、第 24 个月、第 36 个月分别取样进行检测。

对于考察批次，稳定性试验除影响因素试验外，其他考察每个产品均需 3 个批次；而持续稳定性考察的批次，新版 GMP 第 235 条明确要求，每种规格、每种内包装形式的产品，除当年未生产的，每年至少考察一个批次。留样、稳定性考察、持续稳定性考察区别见表 3－1。

原辅料及中药材、中药饮片的留样根据其留样目的可提高存储条件（如阴凉储存）。稳定性考察与持续稳定性考察用于考察本企业生产的中间产品或成品。

本节重点讨论已上市产品的稳定性考察。

**表3-1 留样、稳定性考察、持续稳定性考察区别**

| | 留样 | 稳定性考察 | 持续稳定性考察 |
|---|---|---|---|
| 考察目的 | 用于药品质量追溯或调查物料、产品 | 考察原料药或药物制剂在温度、湿度、光线的影响下随时间变化的规律，为药品的生产、包装、储存、运输条件提供科学依据，同时通过试验建立药品的有效期 | 在有效期内监控已上市药品的质量，以发现药品与生产相关的稳定性问题（如杂质含量或溶出度特性的变化），并确定药品能够在标示的储存条件下，符合质量标准的要求 |
| 考察对象 | 主要针对每批生产的市售产品和工艺中涉及的物料 | 产品研发阶段需要进行影响因素试验（无包装）、加速试验（市售包装）、长期稳定性研究试验（市售包装）；产品批准上市后首次投产前三批应进行长期稳定性试验；产品生产过程中如发生重大变更或生产工艺、包装材料发生变更时需要进行稳定性考察；重新加工、返工或回收工艺考察时应进行稳定性考察<br>需要对中间产品的稳定性进行考察，确定中间产品的储存期限 | 主要针对市售包装产品，但也需兼顾待包装产品 |
| 考察时间检验频次 | 留样应保存至药品有效期后一年；除稳定性较差的原辅料外，用于制剂生产的原辅料留样至少保存至产品放行后两年；每年需要进行目检观察 | 影响因素试验考察10天，于第5天、10天取样；加速试验考察6个月，于第3个月、6个月末分别取样一次，按照稳定性重点考察项目检测；长期稳定性考察为确定药品有效期提供依据，前12个月，每3个月取样一次，之后于第18个月、24个月、36个月分别取样进行检测，将结果与0月比较以确定有效期 | 持续稳定性考察的时间应涵盖药品有效期，取样时间参照长期稳定性考察取样时间间隔 |
| 考察环境 | 与产品标签上储存条件一致 | 影响因素试验（高温、高湿、强光照射）；加速试验（隔水式电热恒温培养箱）；长期稳定性考察试验接近药物的实际储存条件进行，应考虑药物销售不同地区温湿度对产品的影响 | 储存条件应采用与药品标示储存条件相对应的《中华人民共和国药典》规定的长期稳定性试验标准条件 |
| 考察批次 | 每批产品均有留样，用于制剂生产的原辅料每批均需有留样 | 除影响因素试验为一批产品外，其他考察均需要进行三批产品的稳定性考察 | 至少每年应考察一个批次，除非当年没有生产 |
| 考察项目 | 目检观察或对物料进行鉴别 | 对质量标准中的重点项目进行考察，与质量标准的项目不完全一致 | 与稳定性考察项目相似 |
| 考察需量 | 全检两倍量（无菌检查和热原检查等除外） | 按照取样频次、考察项目所需的检验量、产品批准上市前预先确定的产品有效期确定稳定性考察所需供试品量 | 与长期稳定性考察类似 |

## 三、工作流程

稳定性试验流程如图3-2所示。

## 四、稳定性研究设计

**1. 考察时间点** 已上市产品的稳定性考察时间点必须覆盖整个产品生命周期，《中国药典》（Ch.P2020）要求见表3-2。

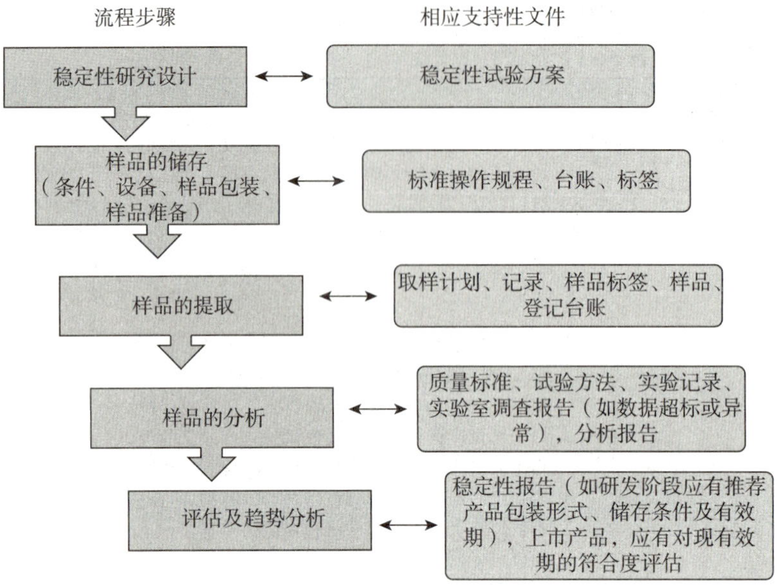


图 3-2　稳定性试验流程

表 3-2　稳定性考察时间点要求

| 稳定性考察类型 | 考察时间点 |
| --- | --- |
| 长期稳定性考察 | 0、3、6、9、12、18、24、36 月。如效期长于 36 月，则每年一次直至有效期止 |
| 加速稳定性考察 | 0、3、6 月 |

长期稳定性试验：参考产品在指定期限内能保持质量稳定的实验条件，产品的储存条件和有效期的制定决定于长期稳定性试验的条件选择。

加速稳定性试验：条件应高于长期稳定性试验条件，用于加快降解反应的速度，使得相应的质量变更发生在早期阶段。加速稳定性试验通常用于对药品长期稳定性的预测。

**2. 考察项目**　稳定性研究的考察项目应选择在药品储存期内易于变化，并可能会影响到药品质量、安全性和有效性的项目，以便客观、全面地反映药品的稳定性。不同制剂的具体考察项目可参考《中国药典（2020 年版）》规定（表 3-3）。

表 3-3　原料药物及制剂稳定性重点考察项目参考表

| 剂型 | 稳定性重点考察项目 | 剂型 | 稳定性重点考察项目 |
| --- | --- | --- | --- |
| 原料药 | 性状、熔点、含量、有关物质、吸湿性以及根据品种性质选定的考察项目 | 口服乳剂 | 性状、含量、分层现象、有关物质 |
| 片剂 | 性状、含量、有关物质、崩解时限或溶出度或释放度 | 口服混悬剂 | 性状、含量、沉降体积比、有关物质、再分散性 |
| 胶囊剂 | 性状、含量、有关物质、崩解时限或溶出度或释放度、水分，软胶囊要检查内容物有无沉淀 | 散剂 | 性状、含量、粒度、有关物质、外观均匀度 |
| 注射剂 | 性状、含量、pH 值、可见异物、不溶性微粒、有关物质，应考察无菌 | 气雾剂（非定量） | 不同放置方位（正、倒、水平）有关物质、揿射速率、揿出总量、泄漏率 |
| 栓剂 | 性状、含量、融变时限、有关物质 | 气雾剂（定量） | 不同放置方位（正、倒、水平）有关物质、递送剂量均一性、泄漏率 |
| 软膏剂 | 性状、均匀性、含量、粒度、有关物质 | 吸入粉雾剂 | 有关物质、微细粒子剂量、递送剂量均一性、水分 |

续表

| 剂型 | 稳定性重点考察项目 | 剂型 | 稳定性重点考察项目 |
|---|---|---|---|
| 乳膏剂 | 性状、均匀性、含量、粒度、有关物质、分层现象 | 喷雾剂 | 不同放置方位（正、水平）有关物质、每喷主药含量、递送剂量均一性（混悬型和乳液型定量鼻用喷雾剂） |
| 糊剂 | 性状、均匀性、含量、粒度、有关物质 | 颗粒剂 | 性状、含量、粒度、有关物质、溶化性或溶出度或释放度 |
| 凝胶剂 | 性状、均匀性、含量、有关物质、粒度、乳胶剂，应检查分层现象 | 贴剂（透皮贴剂） | 性状、含量、有关物质、释放度、黏附力 |
| 眼用制剂 | 如为溶液，应考察性状、可见异物、含量、pH值、有关物质；如为混悬液，还应考察粒度、再分散性；洗眼剂还应考察无菌；眼丸剂应考察粒度与无菌 | 冲洗剂、洗剂、灌肠剂 | 性状、含量、有关物质、分层现象（乳状型）、分散性（混悬型）、冲洗剂应考察无菌 |
| 丸剂 | 性状、含量、有关物质、溶散时限 | 搽剂、涂剂、涂膜剂 | 性状、含量、有关物质、分层现象（乳状型）、分散性（混悬型）、涂膜剂还应考察成膜性 |
| 糖浆剂 | 性状、含量、澄清度、相对密度、有关物质、pH值 | 耳用制剂 | 性状、含量、有关物质、耳用散剂、喷雾剂与半固体制剂分别按相关剂型要求检查 |
| 口服溶液剂 | 性状、含量、澄清度、有关物质 | 鼻用制剂 | 性状、pH值、含量、有关物质、鼻用散剂、喷雾剂与半固体制剂分别按相关剂型要求检查 |

注：有关物质（含降解产物及其他变化所生成的产物）应说明其生成产物的数目及量的变化，如有可能应说明有关物质中何者为原料中的中间体，何者为降解产物，稳定性试验重点考察降解产物。

**3. 考察批次** 常规产品每年至少留1批。新产品正式生产或一年后作为常规产品，每年至少留1批。重大变更或生产和包装有重大偏差的药品列入稳定性考察，重大工艺变更验证时前三批留样，返工、再加工产品分别留1批。

## 五、样品储存

**1. 标准储存条件** 按照《中国药典（2020版）》规定，长期试验采用温度为25℃±2℃、相对湿度60%±5%（我国北方）；或温度30℃±2℃、相对湿度65%±5%（我国南方）。

**2. 包装** 稳定性试验样品的包装应与拟上市产品的包装一致，应紧密，避光（如需要）。

**3. 样品的准备**

（1）取样 稳定性样品取样应依据试验研究的目的，从各个阶段按照规定和需求进行，样品需科学、合理、具有代表性。

（2）样品量 通常应储存足够量的样品用于稳定性研究，保证涵盖所有稳定性试验点。如需要，应确保所有试验都可以重复进行。许多公司选择储存双倍的全检样品量。

（3）样品标识 储存于每个条件下的样品应作适当标示，反映出产品的名称、批号、储存条件和稳定性研究的初始时间等信息，必要时，用不同颜色的标签代表不同的储存条件，避免混淆。

**4. 样品储存设备要求** 样品应有足够的储存空间。样品储存设备（例如恒温恒湿箱）必须进行监控（计算机系统自动监控或者手工记录等），维持温度和湿度水平位于规定的范围内。此监控检查必须正确记录。设备应有报警系统提示，如果发生控制系统失控，必须于紧急计划中规定后续行动，并对异常情况有及时的记录和调查，以及超出要求的情况和相应的处理措施。

用于稳定性试验样品储存的设备应按要求进行确认、校正及定期维护，保证处于稳定的状态。

## 六、样品提取

样品按照计划取样时间取出，一般可有允许的时间偏差范围。但对于影响因素等强度试验和加速试验条件，样品不能早于计划取样时间取出。取出的稳定性试验样品，应存放于适宜的储存条件待检，并有明显标示，每次取出的样品数量必须如实记录。

## 七、样品分析

所有稳定性试验样品，都需按既定的稳定性特征试验项目进行检验，检验方法应经过验证。稳定性特征试验项目应规定于稳定性试验方案中。

从储存条件下取出的样品必须在指定时限内，按照相应的操作规程完成检验。

## 八、稳定性考察文件要求

稳定性考察的文件包括标准操作规程，考察方案、计划、记录、报告以及趋势分析等，文件要求见表3－4。

表3－4　稳定性考察的文件要求

| 序号 | 文件名称 | 要求 |
|---|---|---|
| 1 | 标准操作规程 | 企业必须建立标准操作规程去描述稳定性试验的程序和要求，并严格按照执行，任何偏离都应启动偏差系统进行调查 |
| 2 | 稳定性考察方案 | 稳定性方案是稳定性研究的基本部分，应涵盖药品有效期，应经批准后实施 |
| 3 | 稳定性试验计划 | 稳定性试验需建立清晰可行的计划，进行稳定性试验管理。建议每年的年末准备下一年的“年度稳定性考察计划”，一旦新的稳定性研究被启动，补充性的“年度稳定性计划”应相应准备。如果需要，及时更新“年度稳定性计划”添加补充性的计划内容。如为电子系统自动生成计划，亦应定期检查计划 |
| 4 | 记录 | 取样：样品必须根据稳定性试验计划按时取出，并及时记录于相应的记录中，同时，样品必须转移至相关实验室登记及随后的分析试验。分析记录应及时出具 |
| 5 | 报告 | 长期稳定性试验和持续稳定性考察应定期报告汇总，报告应包含稳定性研究中收集的所有相关数据，也包括对正在进行的或已完成的稳定性研究所得结果的科学的数据评估和结论。建议每年至少以中期报告或数据汇总表的形式报告一次。所有稳定性研究完成后，应出具最终的稳定性报告 |
| 6 | 年度趋势分析与评估报告 | 在年度产品回顾的报告中，其回顾期限内从事的所有稳定性研究均需加以描述和评估，对于复验期/有效期的支持结论必须明确定义 |

## 九、稳定性超标或超趋势调查处理

应当对任何不符合质量标准的结果（OOS）或重要的异常趋势（OOT）进行调查（表3－5）。对任何已确认的不符合质量标准的结果或重大不良趋势，企业都应当考虑是否可能对已上市药品造成影响，必要时应当实施召回，调查结果以及采取的措施应当报告当地药品监督管理部门。

表3－5　超标或超趋势调查处理内容

| | |
|---|---|
| 原则 | 任何超出标准和超出趋势的结果必须进行调查，并采取相应的措施 |
| 质量警报 | 一旦持续稳定性考察OOS结果被确认，应立即书面通知质量保证部，最好在短期内完成实验室调查报告 |
| 可能的召回 | 如果质量警报包含潜在的召回，则必须按照召回的调查程序进行 |
| 产品失败的调查 | 必须在质保部门的领导下，进行全面的产品失败调查，对于已生产或即将生产的批次必须采取相应的措施 |

续表

| | |
|---|---|
| 产品评估 | 在相关质量团队的领导下，对包含所有涉及的操作进行全面的产品质量评估，并决定应采取的行动，包括召回，以保证现有的和将来批次的产品质量。此评估应在短期内完成 |
| 紧急变更 | 如紧急行动是必需的，质量团队有责任在正式批准的变更流程生效之前去实施变更。无论采取何种方式，所有的步骤均需记录，在变更系统中的追踪记录需随后进行 |
| 通知质量受权人 | 要将 OOS 的结果以及由质量警报组织所作的决定及时通知质量受权人（负责产品放行至市场）。有时，当地质量保证部门须将情况报告给当地健康组织 |
| 通知健康组织 | 应对所有超出标准或明显的非典型趋势的结果进行调查。所有确认的 OOS 结果或明显的负面趋势，均应报告给相应的主管当局。该结果给在市批次带来的可能的影响必须在与主管当局的商议中加以考虑 |

答案解析

**即学即练 3－3**

稳定性试验的目的是（　）。

A. 考察原料药或药物制剂在温度、湿度、光线的影响下随时间变化的规律

B. 为药品生产、包装、储存、运输条件提供科学依据

C. 通过试验建立药品的有效期

D. 用于药品质量追溯

E. 发现药品与生产相关的稳定性问题（如杂质含量或溶出度特性的变化），并确定药品能够在标示的储存条件下，符合质量标准的各项要求。

## 目标检测

答案解析

### 一、选择题

（一）A 型题（最佳选择题）

1. 留样的目的是（　）。

A. 用于药品质量追溯或调查物料、产品

B. 考察原料药或药物制剂在温度、湿度、光线的影响下随时间变化的规律

C. 为药品的生产、包装、储存、运输条件提供科学依据

D. 通过试验建立药品的有效期

E. 全面反映药品质量变化情况

2. 取样记录的内容不包括（　）。

A. 取样日期　B. 品名　C. 批号　D. 检验人　E. 规格

3. 下列可用于取低黏度的液体的工具不正确的是（　）。

A. 烧杯、长勺　B. 移液管、小杯　C. 长勺、漏斗

D. 玻璃器皿　E. 移液管

4. 样品的容器应当贴有标签，其内容不包括（　）。

A. 样品名称、批号　B. 取样日期　C. 取自哪一包装容器

D. 取样人信息　E. 取样量

5. 下列可用适宜的惰性材料制成的取样器具为（　）。

A. 高黏度的液体　B. 低黏度的液体　C. 粉末状固体

D. 粒状固体　E. 无菌物料

6. 留样登记表内容不包括（　）。

A. 文件编号、日期　B. 代号、品名　C. 批号、数量单位

D. 留样量、经手人　E. 检验人、观察项目

7. 留样样品保存期限（　）。

A. 到药品有效期后一年，不规定效期的药品保存三年　B. 2 年

C. 3 年　D. 4 年

E. 1 年

8. 留样数量一般为（　）。

A. 全检量的 3 倍　B. 全检量的 2 倍　C. 全检量的 1 倍

D. 全检量的 4 倍　E. 全检量的 1.5 倍

9. 稳定性试验的内容不包括（　）。

A. 加速破坏试验，预测样品的有效期

B. 样品在规定的保存条件下观察若干年限的检测结果

C. 影响因素试验

D. 长期试验

E. 毒性试验

10. 颗粒剂药物稳定性重点考察项目不包括（　）。

A. 性状　B. 含量　C. 粒度

D. 有关物质、溶化性　E. 容器严密性

11. 透皮贴剂药物稳定性重点考察项目不包括（　）。

A. 性状　B. 含量　C. 有关物质　D. 释放度　E. 溶出度

12. 糖浆剂药物稳定性重点考察项目不包括（　）。

A. 性状　B. 含量　C. 澄清度　D. 相对密度　E. 外观色泽

13. 散剂药物稳定性重点考察项目不包括（　）。

A. 性状　B. 含量　C. 粒度　D. 有关物质　E. pH 值

14. 胶囊剂药物稳定性重点考察项目不包括（　）。

A. 外观　B. 内容物色泽　C. 含量　D. 澄明度　E. 水分

15. 片剂药物稳定性重点考察项目不包括（　）。

A. 性状　B. 含量　C. 有关物质　D. 崩解时限　E. 熔点

16. 注射剂药物稳定性重点考察项目不包括（　）。

A. 外观色泽　B. 含量　C. pH 值　D. 澄明度　E. 粒度

（二）X 型题（多项选择题）

17. 取样设施应符合的要求包括（　）。

A. 取样区的空气洁净度级别应不低于被取样物料的生产环境

B. 预防因敞口操作与其他环境、人员、物料、产品造成的污染及交叉污染

C. 在取样过程中保护取样人员

D. 方便取样操作，便于清洁

E. 物料取样应尽可能在专用取样间中进行，从生产现场取样的除外

18. 抽样原则有（　）。

A. 科学性，取样操作、储运过程应科学合理，保证样品质量

B. 规范性，抽样程序应规范、有序，不得随意更改

C. 合法性，抽样工作应符合《中华人民共和国药品管理法》《中华人民共和国药品管理法实施条例》和《药品质量抽查检验管理办法》等法律法规和规范性文件要求

D. 公正性，在抽样过程中，抽样人员应不徇私情、客观公正

E. 代表性，抽取的样品应能够较真实地反映抽样时所代表数量的药品实际质量状况

19. 关于取样工具的说法正确的是（　）。

A. 直接接触药品的取样工具，使用前后应当及时清洁、干燥，不与药品发生化学反应，不对抽取样品及剩余药品产生污染

B. 抽取粉末状固体样品和半固体样品时，一般使用一侧开槽、前端尖锐的不锈钢抽样棒取样，也可使用瓷质或者不锈钢质药匙取样

C. 抽取低黏度液体样品时，根据不同情形分别使用吸管、烧杯、勺子、漏斗等取样；抽取腐蚀性或者毒性液体样品时，需配用吸管辅助器；抽取高黏度液体样品时，可用玻璃棒蘸取

D. 抽取无菌样品或者需做微生物检查、细菌内毒素检查等项目的样品时，取样工具需经灭菌或除热原处理

E. 取样工具和设备应由惰性材料制成且能保持洁净

20. 特殊情形的取样方法有（　）。

A. 无菌原料药应当按照无菌操作法取样

B. 腐蚀性药品应当使用耐腐蚀的工具和容器

C. 规定避光的药品，取样和保存时应当采取避光措施

D. 需真空或充氮气保存的药品，应当使用专用设备、器材和容器，抽样后立即对样品和剩余药品进行密封处置

E. 工艺用水取样操作应与正常生产操作一致，取样后应及时进行检验，以防止质量发生变化

## 二、综合问答题

1. 取样异常情况如何处理？

2. 影响药物稳定性的因素是什么？

书网融合……

知识回顾　微课 1　微课 2　习题

# 项目四　检验及原始数据的管理

## 学习引导

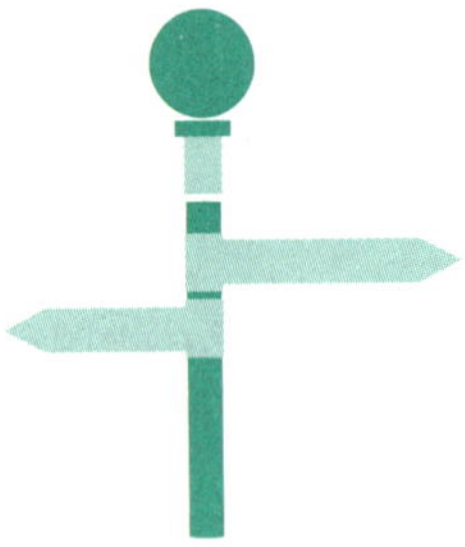

为加强药品研制、生产、经营、使用活动的记录和数据管理，《药品记录与数据管理要求（试行）》（2020 年 12 月 1 日施行）在对药品研制、生产、经营、使用活动相关法律法规进行高度提炼的基础上，通过规范记录体系从而确定数据填写或录入的载体及类型，通过规范记录行为达到对记录与数据真实可信可靠的管理要求。药品检验记录包括哪些项目？检验报告有哪些要求？企业如何保证原始记录真实、准确？

本项目主要介绍物料、产品检验和记录的要求，药品检验报告书的相关要求，以及药品检验相关术语含义。

## 学习目标

1. **掌握**　从事物料、产品检验和记录的要求，能发现药品检验过程和结果存在的问题。
2. **熟悉**　药品检验报告书的相关要求，能发现报告书中存在的问题。
3. **了解**　药品检验术语含义，会使用术语描述检验工作过程和内容。

药品检验是质量体系中的一个重要要素。产品质量受人员、机器、物料、方法、环境等因素的影响，生产过程中出现生产漂移、产品质量发生波动是必然的，因此必须进行药品检验。药品检验是保证药品质量的重要措施和有效手段，可对防止不合格物料或中间产品进入下一环节，杜绝不合格产品出厂销售，以及保证药品质量起到重要作用。每批物料和产品均需进行检验并出具检验报告书。

药品检验报告书是对药品质量做出的技术鉴定，具有法律效力。检验记录是出具检验报告书的依据，是进行科学研究和技术总结的原始资料。包含检验记录在内的检验原始数据的可靠性、准确性、完整性和可追溯性非常关键，它不仅是完善质量保证体系的需要，同时也为审计提供强有力的证据。检验的基本流程如图 4 – 1 所示。

## 任务 4 – 1　物料和产品的检验

PPT

### 一、物料和产品的检验要求

**1. 待检样品**　应依据相应的取样规程对物料和产品进行取样，并将检验样品放在规定条件下储存，具体要求参见项目三。

**2. 核对**　检验人员应核对检验样品和检验记录，通常包括品名、规格和批号，无误后方可进行检验。

**3. 检验**　检验过程中，人、机、料、法、环要符合规定见表4－1。

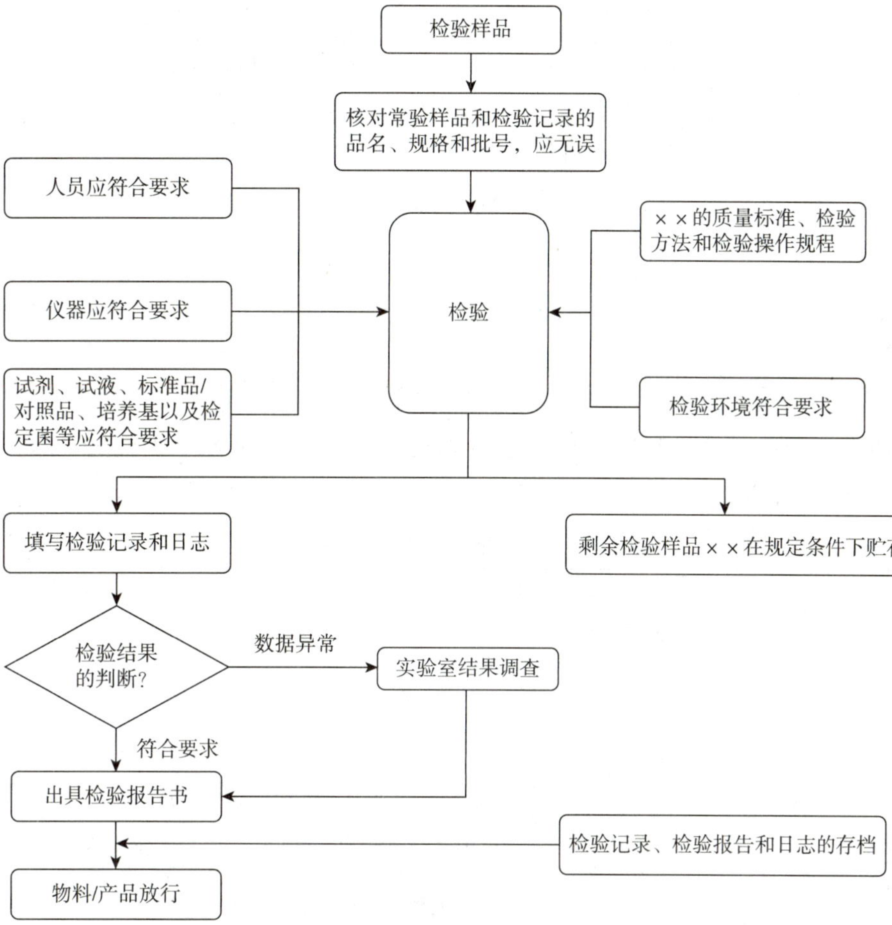


**图4－1　检验的基本流程**

**表4－1　检验过程人、机、料、法、环规定**

| | |
|---|---|
| 人 | 指检验人员，只有经过培训和考核通过的检验人员方可独立进行实验 |
| 机 | 指仪器和设备，只有通过确认和校准且在校准有效期内的仪器和设备方可使用，容量分析用的玻璃容器应经过校准且合格。玻璃容器在使用前应仔细检查，确保完好、无裂纹 |
| 料 | 包括试剂、试液、标准品或对照品、培养基以及检定菌等，实验过程中使用的试剂、试液、标准品或对照品、培养基以及检定菌等符合国家规定，并有明确的标识 |
| 法 | 指质量标准、检验方法和检验操作规程，质量标准与注册批准的一致，检验方法必须是批准的现行文本。检验操作规程的内容应与经确认或验证的检验方法一致。药品生产所用的原辅料与药品直接接触的包装材料应符合相应的质量标准。已经被《中国药典》及其他法定标准收载的原辅料，其质量标准应符合《中国药典》及其他法定标准的要求。未被《中国药典》及其他法定标准收载的原辅料，其质量标准应符合注册标准。直接印字所用油墨应符合食用标准要求。进口原辅料应符合国家相关的进口管理规定。印刷包装材料在检验时，应与经签名批准的印刷包装材料原版实样核对，印刷包装材料原版实样中的内容应与药品监督管理部门核准的一致 |
| 环 | 指环境，在实验过程中应严格遵守操作规程中的环境要求，例如温、湿度要求 |

**4. 剩余检验样品**　实验结束后，检验人员需将剩余检验样品放回原处并在规定条件下储存。

**5. 记录及其复核**　在检验过程中，检验人员应及时、完整地填写检验记录和实验室日志。检验人员出具检验结果后，与质量标准中规定的接受标准进行比对，并作出该检验项目合格或不合格的评定。实验结束后，检验记录由有资质的第二个人进行复核，确保结果与记录一致。

**6. 检验报告书** 当全部检验项目完成后，根据检验结果出具检验报告书，具体要求见表4-2。

表4-2 出具检验报告书要求

| | |
|---|---|
| 物料 | 质量控制部门可依据物料生产商的检验报告、物料包装完整性、密封性的检查情况和检验结果出具检验报告书，并标明“符合要求”或“不符合要求”的结论。经质量管理负责人或质量控制负责人及其受权人签名批准放行后，物料可被放行使用。物料检验报告书是物料放行或否决的重要依据 |
| 中间产品或待包装产品 | 中间产品或待包装产品是否出具检验报告书，可由企业根据自身管理模式确定，并在相应规程中明确规定 |
| 成品 | 检验报告书经过质量控制部负责人或其受权人审核批准后，交给负责产品放行的部门 |

## 二、检验记录、检验报告书的相关要求

**1. 检验记录的相关要求** 微课1 检验记录应清晰、易读，便于复核和审查，记录填写处留有足够的空格；其检验项目必须按注册批准的要求和质量标准书写。常见检验项目的记录内容如下所述。

（1）性状 具体要求见表4-3。

表4-3 性状检验记录的具体要求

| | |
|---|---|
| 外观性状 | 原料药应根据检验中观察到的情况如实描述药品外观，不可照抄标准上的规定。如标准规定外观为“白色或类白色结晶或结晶性粉末”，可依据观察结果记录为“白色结晶性粉末”。如遇异常时，应详细描述。制剂应描述供试品的颜色和外形，如：①本品为白色片；②本品为糖衣片，除去糖衣后显白色；外观性状符合规定者，也应作出记录，不可只记录“符合规定”这一结论；对外观异常者（如变色、异臭、潮解、碎片、花斑等）要详细描述 |
| 溶解度 | 应详细记录供试品的称量、溶剂及其用量、温度和溶解时的情况等 |
| 相对密度 | 应记录采用的方法（比重瓶法或韦氏比重称法），测定时的温度，测定值或各项称重数据，计算式与结果 |
| 熔点 | 记录采用熔点测定法中第几法，仪器型号或标准温度计的编号及其校正值，除硅油外的传温液名称，升温速度；供试品的干燥条件，初熔及全熔时的温度，熔融时是否有同时分解或异常的情况等。测定次数需符合《中国药典（2020年版）四部》通则0612熔点测定法的要求，取其平均值，记录其结果并与标准比较，再得出单项结论 |
| 旋光度 | 记录仪器型号，测定时的温度，供试品的称量及其干燥失重或水分，供试液的配制，旋光管的长度，零点（或停点）和供试液旋光管的测定值各3次的读数，平均值，以及比旋度的计算等 |
| 折光率 | 记录仪器型号，温度，校正用物，3次测定值，取平均值报告 |
| 吸收系数 | 记录仪器型号，供试品的称量及其干燥失重或水分，溶剂名称与检查结果，供试液的溶解稀释过程，测定波长及吸收度值，以及计算式与结果等 |
| 酸值（皂化值、碘值） | 记录供试品的称量，各种滴定液的名称及其浓度（mol/L）消耗滴定液的毫升数，空白试验消耗滴定液的毫升数，计算式与结果 |

（2）鉴别 具体要求见表4-4。

表4-4 鉴别检验记录的具体要求

| | |
|---|---|
| 显色反应或沉淀反应 | 记录简要的操作过程，供试品的取用量，所加试剂的名称与用量，反应结果（包括生成物的颜色，气体的产生或异臭，沉淀物的颜色等）采用药典中未收载的试液时，应记录其配制方法或出处 |
| 薄层色谱（或纸色谱） | 薄层板所用的吸附剂，供试品的预处理（或层析纸的预处理），供试液与对照液的配制及其点样量，展开剂、展开距离、显色剂、色谱示意图，必要时，计算出Rf值 |
| 气（液）相色谱 | 如为引用检查或含量测定项下所得的色谱数据，记录可以简略；但应注明参见检查（或含量测定）项记录 |

续表

| | |
|---|---|
| 可见紫外吸收光谱特征 | 记录仪器型号，供试品的称量及其干燥失重或水分，溶剂名称与检查结果，供试液的溶解稀释过程，测定波长（必要时应附波长校正和空白吸收度）与吸收度值（或附仪器自动打印记录），以及计算式与结果等 |
| 红外光吸收图谱 | 记录仪器型号，环境温度与湿度，供试品的预处理和试样的制备方法，对照图谱的来源（或对照品的图谱），并附供试品的红外吸收图谱 |
| 离子反应 | 记录供试品的取样量，简要的试验过程，观察到的现象，结论 |

（3）检查

检查具体要求见表4－5。

**表4－5　检查记录的具体要求**

| | |
|---|---|
| 结晶度 | 记录偏光显微镜的型号及所用倍数，观察结果 |
| 含氟量 | 记录氟对照液的浓度，供试品的称量，供试品溶液的制备，对照溶液与供试品溶液的吸收度，计算结果 |
| 含氮量 | 记录采用氮测定法第几法，供试品的称量，硫酸滴定液的浓度（mol/L），样品与空白试验消耗滴定液的毫升数，计算式与结果 |
| pH值 | 记录仪器型号，室温，校准用标准缓冲液的名称及其校准结果，供试溶液的制备，测定结果 |
| 溶液的澄清度与颜色 | 记录供试品溶液的制备，浊度标准液的级别号，标准比色液的色调与色号或所用分光光度计的型号和测定波长，比较（或测定）结果 |
| 氯化物（或硫酸盐） | 记录标准溶液的浓度和用量，供试品溶液的制备，比较结果 |
| 干燥失重 | 记录分析天平的型号，干燥条件（包括温度、真空度、干燥剂名称、干燥时间等），各次称量及恒重数据（包括空称量瓶重及恒重值，取样量，干燥后的恒重值）及计算等 |
| 水分（费休氏法） | 记录实验室的湿度，供试品的称量，消耗费休氏试液的毫升数，费休氏试液标定的原始数据，计算式与结果，以平均值报告 |
| 水分（甲苯法） | 记录供试品的称量，出水量，计算结果，并应注明甲苯用水饱和的过程 |
| 灼烧残渣（或灰分） | 记录炽灼残渣，空坩埚恒重值，供试品的重量，炽灼后残渣与坩埚的恒重值，计算结果 |
| 重金属（或铁盐） | 记录采用的方法，供试液的制备，标准溶液的浓度和用量，比较结果 |
| 砷盐（或硫化物） | 记录采用的方法，供试液的制备，标准溶液的浓度和用量，比较结果 |
| 重量差异（片剂或丸剂） | 记录20片（丸）的总重量及其平均片（丸）重，限度范围，每片（丸）的重量，超过限度的片（丸）数，结果判断 |
| 崩解时限 | 记录仪器型号，介质名称和温度，是否加挡板，在规定时限（注明标准中规定的时限）内的崩解或残存情况，结果判断 |
| 溶出度（或释放度） | 记录仪器的型号，采用的方法，转速，介质名称及其用量，实验温度，取样时间，限度（Q）测得的各项数据（包括供试溶液的稀释倍数和对照溶液的配制），计算结果与判断 |
| 澄明度（注射液） | 记录检查的总支（瓶）数，观察到的异物名称和数量，不合格的支（瓶）数，结果判断（保留不合格的样品作为留样，以供复查） |
| 粒度（颗粒剂） | 记录供试品的取样量，不能通过一号筛与能通过五号筛的颗粒和粉末的总量，计算结果与判断 |
| 微生物限度 | 记录供试液的制备方法（含预处理方法）后，再分别记录：①细菌数：记录各培养皿中各稀释度的菌落数，空白对照平皿中有无细菌生长，计算，结果判断；②真菌数和酵母菌数：分别记录真菌或酵母菌在各培养皿中各稀释度的菌落数、空白对照平皿中有无真菌或酵母菌生长，计算，结果判断；③控制菌：记录供试液与阳性对照菌增菌培养的结果，分离培养时所用的培养基、培养条件和培养结果（菌落形态），纯培养所用的培养基和革兰染色镜检结果，生化试验的项目名称及结果，结果判断；必要时，应记录疑似菌进一步鉴定详细条件和结果 |

（4）含量测定

含量测定具体要求见表4－6。

**表4－6　含量测定记录的具体要求**

| | |
|---|---|
| 容量分析法 | 记录供试品称量，简要的操作过程，指示剂的名称，滴定液的名称及其浓度（mol/L），消耗滴定液的毫升数，空白试验的数据，计算式与结果。电位滴定法应记录采用的电极；非水滴定要记录室温；用于原料药的含量测定时，所用的滴定管和移液管均应记录其校正值 |
| 重量分析法 | 记录供试品的称量，简要的操作方法，干燥或灼烧的温度，滤器（或坩埚）的恒重值，沉淀物或残渣的恒重值，计算式与结果 |
| 紫外分光光度法 | 记录仪器型号，检查溶剂是否符合要求的数据，吸收池的配对情况，供试品与对照品的称量及溶解和稀释情况，核对供试品溶液的最大吸收峰波长是否正确，狭缝宽度，测定波长及其吸收度值，计算式与结果。必要时应记录仪器的波长校正情况 |
| 气相色谱法 | 记录仪器型号，色谱柱长与内径，柱填充与固定相，载气和流速，柱温，进样口与检测器的温度，内标溶液，供试品的预处理，供试品和对照品的称量和配制过程，进样量，测定数据，计算式与结果；并附色谱图。如标准中规定有系统适用性试验者，应记录该试验的数据（如理论板数，分离度，校正因子的相对标准偏差等） |
| 高效液相色谱法 | 记录仪器型号，检测波长，色谱柱与温度，流动相与流速，内标溶液，供试品和对照品的称量和配制过程，进样量，测定数据，计算式与结果，并附色谱图。如标准中规定有系统适用性试验者，应记录该试验的数据（如理论板，分离度，校正因子的相对标准偏差等） |
| 氨基酸分析 | 记录仪器型号，检测波长，色谱柱与温度，流动相与流速，内标溶液，供试品和对照品的称量和配制过程，进样量，梯度洗脱的情况，测定数据，如标准中规定有系统适用性试验者，应记录该试验的数据（如理论板数，分离度，校正因子的相对标准偏差等） |

**2. 检验报告书的相关要求**　企业应建立检验报告书的相关管理规程，包括检验报告书的内容、格式、审核与批准、发放的相关程序。

检验报告书要做到依据准确，数据无误，结论明确，文字简洁，清晰，格式规范。检验报告书参见实例分析。

检验报告书通常包括产品的相关信息（品名、规格、批号、生产日期、有效期等）、检验依据、检验项目、标准规定、检验结果和结论。

检验报告书只有经过质量控制负责人或其受权人审核批准后方可发放。

## 三、检验结果调查

1. 为保证检验结果的准确性，需要对异常结果进行调查和备案。药品检验中的异常结果常包括超标检验结果和超趋势检验结果。

（1）超标检验结果（out of specification，OOS）　是指实验室结果不符合法定质量标准或企业内控标准的结果，包括稳定性研究中产品在有效期内不符合质量标准的结果。当两份平行测试样品检验结果一份合格、另一份不合格时，不得将其平均，亦应视为超标。

（2）超趋势检验结果（out of trend，OOT）　是指检验结果虽符合标准规定，但是仍然比较反常，与长时期观察到的趋势或者预期结果不一致。对于制剂成品，指超出了相关产品制订的OOT范围。

QA工程师根据各产品的特性，对各实验项目的历史数据进行趋势分析，采用科学的统计法、检验指标、内部经验等制定出OOT控制限范围，并作为OOT标准下发。用于指导实验室超趋势结果的调查。在各产品的年度评估中对此OOT标准进行再评估或必要的修订。

QC 分析人员应遵从科学的实验室操作规程，获得准确的分析结果，对每个结果都应对照相应的 OOT 控制限标准进行评判，以判定是否为超趋势结果，如确定为超趋势结果应立即按照《化验室检验不合格结果调查管理标准》进行调查。

正常情况下，需要对制剂产品的关键质量属性（有关物质、含量、溶出度）制定出合理的 OOT 控制限标准，如有特殊要求，可以增加其他检验项目的控制限标准。

**2. 调查原则**

（1）一旦出现超标或超趋势的结果，必须进行实验室调查以便确认结果是否有效。即使已根据确认有效的超标结果判定一批产品为不合格品时，仍需进行调查以找出确切的或可能的不合格原因，并评估该产品或其他产品的其他批次是否受该超标结果的影响。在调查过程中，应对发现的任何错误采取相应的预防和整改措施。

（2）如在实验中出现明显的错误（如玻璃仪器破裂，仪器故障等），在通知相关负责人后，可停止实验，并做好相应记录和调查，该实验视为无效，必须重新进行实验以获取有效结果。

（3）检验人员在取样或检验过程中如果发现明显的物料外观或性状不合格，在排除取样原因后按《偏差处理管理规程》上报处理，对无法继续使用的物料通知品质保证部按《不合格品管理规程》操作，不执行 OOS 流程。

（4）按《中国药典》可见异物检查法中规定的检验，按规定重新取样检验仍不合格的，通知品质保证部按《不合格品管理规程》操作，不执行 OOS 流程。

**3. OOS/OOT 调查的基本流程** 如图 4－2 所示。

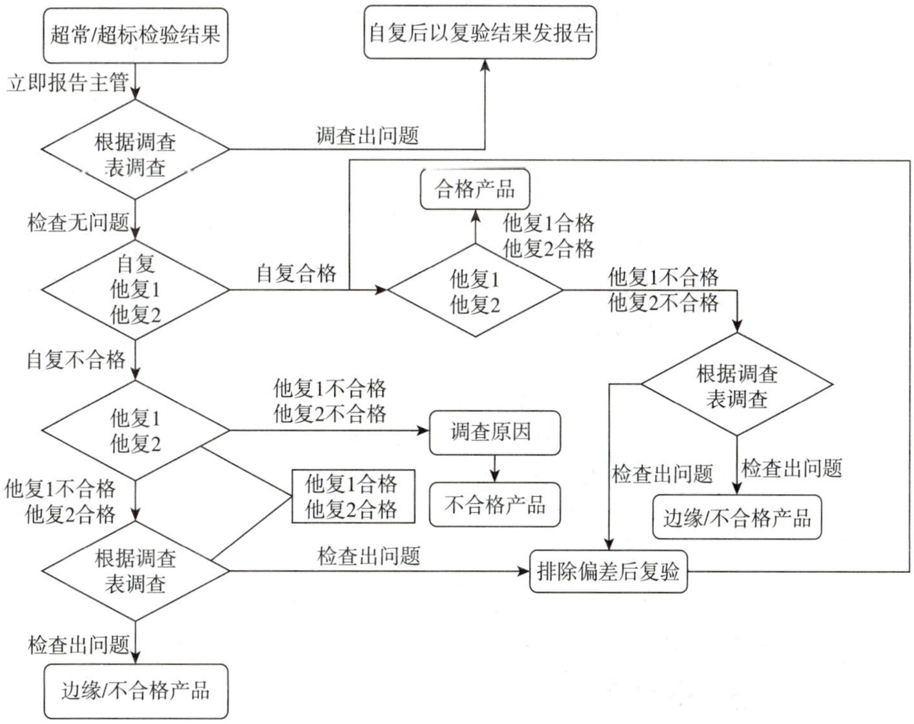


图 4－2 OOS/OOT 调查流程

**4. OOS/OOT 调查步骤**

（1）实验室初步调查 证明是否为明显的实验室错误引起的。实验室调查需优先于实验室其他日常活动，特别是牵涉已分销的产品（如投诉样品检验、稳定性检验）则实验室调查需在24小时内进行。调查必须是全面的、及时的、不带有任何偏见的，记录是完整的和经得起科学推敲的。由QC负责人或指定的QC技术人员对超标/超趋势的实验室调查，请QA人员一同参与调查，并及时记录。

（2）全面实验室调查　如果初步实验室调查不能确定是实验室错误造成超标/超趋势结果，且检验结果是正确的，应进行全面实验室调查。这样调查的目的是确定超标/超趋势结果的来源，生产工艺问题或取样问题都可能导致多变的检验结果。调查由品质保证部门和所有其他相关的部门共同完成。其他的潜在问题也应该被确定和调查。应进行生产扩展调查，充分调查生产过程的记录和文件以判断引起超标/超趋势结果的可能原因。

（3）调查报告　调查报告应由QA人员起草，品质保证部负责人批准。调查报品质保证部编号归档，与相关批生产/检验原始记录一同永久保存。

**5. 控制限的制定原则**

（1）应将收集的数据点通过统计工具计算得出：平均值 $\pm 3\sigma$。

（2）含量和溶出度项目　以平均值 $\pm 3\sigma$ 为OOT范围，但不得超出内控标准。

（3）有关物质项目　以不大于平均值 $+3\sigma$ 为OOT范围，但不得超出内控标准。

在回顾分析过程中，如有个别检验结果在合格范围内，但超出拟制定的平均值 $\pm 3\sigma$ 时，应单独进行评估说明，此次检验结果准确、无风险可忽略此数据。

## 实例分析 4－1

**实例**　某一物料可能受污染导致的控制菌检出该物料进行微生物限度检查时，发现EMB平板、SS平板有疑似沙门菌菌落生长。

经阶段1实验室调查，包括样品、人员、设备、用具、检测环境和人员监测、测试方法、培养基、稀释剂、消毒剂、阳性对照、历史回顾等调查没发现实验室问题，后经培养转接、划线，经API鉴定为沙门菌；又委托中国检验检疫科学研究院进行阳性对照平板和污染样品的质谱鉴定，两者谱图飞行时间不一致。

后扩大调查，取样环节没有问题。反馈供应商复检留样没有问题。因实验室在各个环节没有引入污染的可能，依据《中国药典》对微生物限度检查的要求“供试品检出控制菌或其他致病菌时，按一次检出结果为准，不再复试。”为保证质量，本批物料不能投产，在供应商书面回复后，将物料进行销毁处理。

**问题**　你能说出两个阶段调查的主要目的吗？

答案解析

## 即学即练 4－1

答案解析

药品溶出度检查无需记录的内容是（　）。

A. 溶出介质　B. 实验室温度　C. 检测方法　D. 稀释倍数

# 任务4-2 原始数据的管理 微课2

PPT

### 知识链接

国家药监部门在实施药品检查计划中，曾发现部分企业出现了数据可靠性问题，如某企业出现以下问题。

1. 未能提供检验原始记录。未能提供160201批女宝胶囊部分原药材检验原始记录等。

2. 检验原始记录中多次出现计算错误。续断（批号：151001、150601、180401），计算公式中未代入稀释倍数，含量测定结果比实际结果减少了10倍。检验人员、复核人员、化学实验室负责人均未能发现以上错误。

3. 计算机化系统人员权限设置不合理。化学实验室电脑设立二级权限（管理员、分析员），用分析员账号进入电脑，电脑中所有文件（包括检验原始数据文件）均可删除，管理员可修改电脑系统时间。

只有完整的记录可以提供书面证据，证明分析的实际操作。原始数据的管理涉及从原辅料到成品检验的各个环节，原始数据的可靠性、准确性、完整性和可追溯性非常关键，它不仅是完善的质量保证体系的需要，同时也为审计提供强有力的证据。

数据的完整性是指数据自来源没有发生变化而且没有被无意的或故意的修改、改变或销毁。数据的完整性对于药品生产企业非常关键，它不仅关系到患者的安全，而且关系到企业和个人的名誉。报告准确和正确的数据是质量控制人员需履行的法律义务。为确保数据的完整性，应培训并增强全体人员的意识，并通过良好的管理体系进行恰当的控制。

## 一、原始数据的概念、分类及范围

原始数据是初次或源头采集的、未经处理的数据，包括手写原始数据和电子原始数据两类。在实验室，原始数据的范围见表4-7。

表4-7 原始数据的范围

| | | | |
|---|---|---|---|
| 1 | 取样记录 | 5 | 检验记录或实验室工作记事簿，以及报告 |
| 2 | 从检验设备中打印的记录、图谱和曲线图等，如液（气）相色谱图、紫外可见图谱、红外图谱、天平的打印记录等 | 6 | 实验室日志，包括检验台账、仪器的维护和使用日志、色谱柱使用记录、标准品使用记录等 |
| 3 | 电子数据处理系统、照相技术或其他可靠方式记录的数据资料 | 7 | 检验设备和仪器的确认和校准记录 |
| 4 | 计量器具的校准记录 | 8 | 验证方案和报告 |

## 二、记录的填写、复核和更改

**1. 记录的填写** 记录的填写要求见表4-8。

表4-8 记录的填写要求

| | | | |
|---|---|---|---|
| 1 | 记录应保持清洁，不得撕毁和任意涂改，不得使用铅笔、涂改液和橡皮 | 5 | 所有原始数据应真实、及时、清晰、完整和准确 |
| 2 | 在检验过程中应当及时记录检验过程和结果，并及时填写相应的记录、台账和日志。内容真实、完整准确、字迹清晰、易读、不易擦除。不得追溯性记录和提前记录 | 6 | 原始记录不应留有空白区域或空白页。如在确认空白区域或空白页不需填写后，在相应的区域填写“N/A”或用斜线划掉，并签注姓名和日期。必要时，需标注没有填写的原因 |
| 3 | 若填写内容与前项内容相同，应重复填写。不得使用“……”或“同上”等形式表示 | 7 | 活页文件必须系统收集并统一编号。不得将原始数据随意写在零散的纸片、记事贴或另一面已使用的废纸上 |
| 4 | 尽可能采用检验设备自动打印的记录、图谱和曲线图等，并标明产品或样品的名称、批号和记录设备的信息，操作人还应签注姓名和日期。设备的信息至少包括设备的名称及其唯一的设备编号以便追溯所用设备。如打印出的原始数据记录纸张小（如天平的打印记录），除在记录上标注以上相关信息外，可将其贴在相关检验记录的前面或者背面，便于管理和防止丢失 | 8 | 如使用电子数据处理系统、照相技术或其他可靠方式记录数据资料，应有所用系统的操作规程；记录的准确性应经过核对。使用电子数据处理系统的，只有经授权的人员方可输入或更改数据。更改和删除情况应有记录；应使用密码或其他方式来控制系统的登录；关键数据输入后，应由他人独立进行复核 |

**2. 记录的复核** 原始数据需由第二个有资质的人进行复核，并签注姓名和日期。

（1）检验记录和报告的复核必须由第二个有资质的人根据批准的操作规程和质量标准进行，复核的内容应在相应的操作规程规定。

（2）实验室日志（包括检验台账、仪器的维护和使用日志、色谱柱使用记录、标准品使用记录等），如必要，可由责任人员定期复核。

复核过程中如果发现错误，由检验人员进行更正，并签注姓名和日期。必要时，应当说明更改的理由。

**3. 记录的更改** 记录填写的任何更改都应当遵循以下原则：在错误的地方画一条横线并使原有信息仍清晰可辨，书写正确信息后签注姓名和日期。对于更改的记录，可采用必要时说明理由的方式，也可采用所有更改必须加注更改理由的方式。

记录如因污损需重新誊写，需经批准同意后方可进行。原有记录不得销毁，而应作为重新誊写记录的附件保存，同时还应说明誊写的原因。原则上记录不应当进行誊写。

**4. 原始数据的保存** 所有原始数据必须按规定期限保存，批检验记录按规定至少保存至药品有效期后一年，稳定性考察、确认、验证等其他重要文件应当长期保存。

所有原始数据在审核批准后，原件均应在专门的储存区域集中存档，并由专人采用安全有序的方式进行管理和保存，以便受权人在文件的规定保存期内能够容易查阅。储存区域应有人员进入的限制，且储存环境不应有导致记录被损害的因素（如水、火、潮湿、油烟、虫蛀等）。

用电子方法保存的原始数据，应采用缩微胶卷、纸质副本等方法进行备份，以确保记录安全且便于查阅。过期的原始数据按规定销毁，不得随意丢弃。

某药品生产企业对实验室记录保留期限的规定见表4-9。

表4-9 实验室记录保留期限的规定

| 序号 | 文件名称 | 保留期限 |
|---|---|---|
| 1 | 实验室日志 | 6年 |
| 2 | 产品的检验记录和检验报告书 | 有效期后1年 |
| 3 | 物料的检验记录和检验报告书 | 使用该物料的最后一批成品被放行后5年 |
| 4 | 标准品的分析报告 | 使用该标准品的最后一批成品被放行后5年 |
| 5 | 环境监测记录和报告 | 系统末次使用日期后10年 |
| 6 | 检验设备的确认记录和报告、校准记录和报告、维护和使用日志 | 设备末次使用日期后10年 |
| 7 | 稳定性考察的检验记录和报告 | 产品退市后10年 |

分析：

（1）序号1、3、4中各项保留期限的制订是基于该企业产品最长的有效期为5年。

（2）若产品已退市，10年后其相应的稳定性考察记录和报告可以销毁，与GMP中的长期保存不矛盾。

（3）若检验设备已停止使用并报废，10年后其相应的记录、报告和日志可以销毁，与GMP中的长期保存不矛盾。

答案解析

**即学即练 4-2**

药品检验原始记录修改方式正确的是（ ）。

A. 撕毁重新记录　B. 橡皮擦除重新铅笔记录

C. 完全涂盖重新书写　D. 斜线划除，签名及日期

答案解析

## 目标检测

### 一、选择题

#### （一）A型题（最佳选择题）

1.（ ）是对药品质量做出的技术鉴定，具有法律效力。

A. 检验记录　B. 企业标准　C. 检验报告书　D. 实验日志

2. 旋光度检查无需记录的项目是（ ）。

A. 检测温度　B. 仪器型号　C. 旋光管长度　D. 检测波长

3. 化学鉴别法采用药典中未收载的试液时，应补充记录（ ）。

A. 取样量　B. 检验过程　C. 试液配制方法或出处　D. 检测结果

4. 澄明度（注射液）检查记录描述错误的项目是（ ）。

A. 记录检查的总支（瓶）数　B. 记录观察到的异物名称和数量

C. 随机保留样品作为留样，以供复查　D. 记录结果判断

5. 容量分析法无需记录的是（ ）。

A. 取样量　B. 滴定管类型　C. 滴定液的名称　D. 空白试验的数据

6. 检验报告书只有经过（ ）审核批准后方可发放。

A. 企业负责人　B. 生产负责人

C. 质量控制负责人或其受权人　D. 部门主管

7. 原始数据包括（ ）和（ ）两类。

A. 手写原始数、电子原始数据　B. 过程、结论

C. 化学、仪器　D. 准确、可疑

8. 原始数据需由（ ）进行复核，并签注姓名和日期。

A. 质量控制负责人或其受权人　B. 企业负责人

C. 生产负责人　　D. 质量控制第二个有资质的人

9. 批检验记录按规定至少保存至药品有效期后（　）。

A. 一年　　B. 二年　　C. 三年　　D. 四年

10. 检验结果虽符合标准规定，但是仍然比较反常，与长时期观察到的趋势或者预期结果不一致，称为（　）。

A. OOS　　B. OOT　　C. OOE　　D. 偏差

11. OOS/OOT 调查报告由（　）起草。

A. QA　　B. QC　　C. 质量负责人　　D. 部门主管

12. 仪器故障引起的结果异常应归为（　）。

A. OOS　　B. OOT　　C. 实验错误　　D. 偏差

13. 若产品已退市，（　）年后其相应的稳定性考察记录和报告可以销毁。

A. 1　　B. 3　　C. 5　　D. 10

（二）X 型题（多项选择题）

14. 企业应建立检验报告书的相关管理规程，包括（　）。

A. 检验报告书的内容　　B. 检验报告书的格式

C. 检验报告书的审核与批准　　D. 检验报告书发放的相关程序

E. 检验报告书的拟定过程　　F. 检验报告书的有效期限

15. 检验报告书通常包括（　）项目。

A. 产品的相关信息　　B. 检验依据

C. 检验项目　　D. 标准规定

E. 检验结果　　F. 检验结论

16. 原始数据的范围包括（　）。

A. 取样记录　　B. 天平的打印记录

C. 实验室日志　　D. 检测记录

E. 实验现象照片　　F. 相对标准偏差

17. 原始记录错误的有（　）。

A. 记录使用铅笔记录

B. 避免重复填写用“同上”记录

C. 空白区域或空白页不需填写后，填写“N/A”或用斜线划掉

D. 用电子数据处理系统记录的，只有经授权的人员方可输入或更改数据

E. 活页文件系统收集并统一编号

F. 错误修改可应用涂改带

18. 样品溶液的标签应具备的项目有（　）。

A. 分子量　　B. 有效期　　C. 检验项目　　D. 检验者

E. 检验目的　　F. 样品名称

## 二、综合问答题

1. 原始数据的范围有哪些？

2. 记录的填写、复核和更改有什么要求？

书网融合……

知识回顾　　微课 1　　微课 2　　习题

# 项目五 试剂、试液、试验用水、耗材与标准物质的管理

## 学习引导

试剂、试验用溶液、试验用水与耗材是实验室对物料或产品进行质量控制的重要组成部分，需对其进行有效管理，以确保实验室检测结果准确、可靠。

试剂及试验用溶液有什么要求，如何进行管理？什么是标准品/对照品？如何进行管理呢？

本项目主要介绍试剂及试验用溶液的管理、试验用水管理、试验用耗材管理、标准物质的管理。

## 学习目标

1. **掌握** 试剂与试液的定义，剧毒或易制毒试剂的采购和管理的要求。
2. **熟悉** 标准品/对照品的定义及类型。
3. **了解** 标准品/对照品的作用。

## 任务5-1 试剂及试验用溶液的管理

PPT

试剂又称化学试剂或试药，主要是实现化学反应、分析检验、研究试验、教学实验、化学配方使用的纯净化学品。试验用的试剂，除另有规定外，均应根据《中国药典》通则试药项下规定，选用不同等级，并符合国家标准规定的试剂标准。

### 一、试剂的管理 微课1

**1. 试剂分类** 试剂一般按用途分为通用试剂、高纯试剂、分析试剂、仪器分析试剂、临床诊断试剂、生化试剂、无机离子显色试剂等。而根据试剂的纯度，又将化学试剂分为基准试剂、优级纯、分析纯、化学纯四个等级（图5-1）。基准试剂含量应是99.9%~100.1%，作为基准物质，标定标准溶液；优级纯主成分含量很高、纯度很高，适用于精确分析和研究工作，有的可作为基准物质；分析纯主成分含量很高、纯度较高，干扰杂质很低，适用于工业分析及化学实验；化学纯主成分含量高、纯度较高，存在干扰杂质，适用于化学实验和合成制备。

**2. 试剂选用的原则**

（1）标定滴定液用基准试剂。

（2）制备滴定液可采用分析纯或化学纯试剂，但不经标定直接按称重计算浓度者，则应采用基准试剂。

（3）制备杂质限度检查用的标准溶液，采用优级纯或分析纯试剂。

（4）制备试液与缓冲液等可采用分析纯或化学纯试剂。

实验用水应满足相关分析测试方法的要求，必要时需要按相关要求进行检测。采购的实验耗材（例如容器、量器等）需满足分析测试方法的要求。比如配制流动相可使用纯化水，使用量筒配制，配制滴定液则需要蒸馏水或纯化水，必要时定容至容量瓶刻度，若实验操作需避光，需使用棕色容器或量器制备溶液。

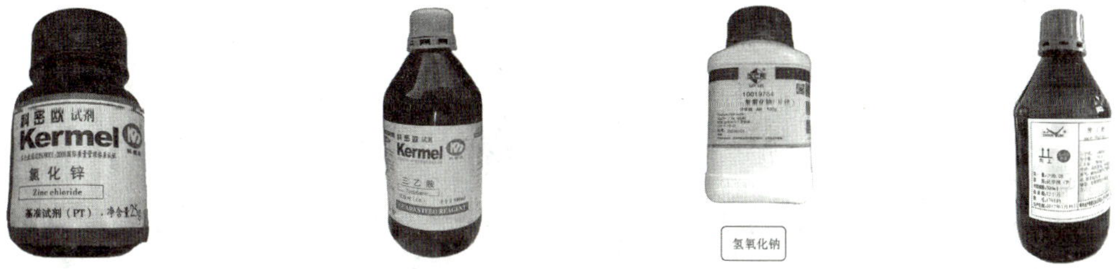


a. 基准试剂（PT）　　b. 优级纯（GR，一级）　　c. 分析纯（AR，二级）　　d. 化学纯（CP，三级）

**图 5－1　基准试剂、优级纯、分析纯、化学纯四个等级**

**3. 试剂的采购验收**　试剂应从可靠的或经评估的供应商处采购，并附有检验报告书，必要时需有“化学品安全技术说明书（MSDS）”，并建立试剂供应商档案进行管理，内容包括供应商信息、相关证照、供应品种等。采购的试剂级别需满足检验需求，可依据质量控制要求对试剂进行分级管理，例如关键试剂进行质量验收，普通试剂做好接收入库登记。

对到货试剂的验收，大致分为以下几个方面。

（1）包装容器的外观检查，主要包括容器的完整性、密封性。

（2）包装容器的标识信息核对，核对内容主要包括试剂名称和数量、供应商或生产商信息及相关证书、生产日期、级别、储存条件等。

（3）相关文件检查、核对与接收记录的填写。

化学试剂接收、领取登记记录详表见表 5－1。

**表 5－1　化学试剂接收、领取登记记录样表**

试剂名称：　　　　规格：　　　　记录编号：

| 日期 | 批号 | 生产厂家 | 数量（＋或－）（瓶） | 接收检查/接收人及日期 | 领取班组 | 领取人 | 发放人 | 备注 |
|---|---|---|---|---|---|---|---|---|
| | | | | | | | | |
| | | | | | | | | |
| | | | | | | | | |
| | | | | | | | | |
| | | | | | | | | |
| | | | | | | | | |

备注：
1. 试剂管理员接收时需要确认试剂是否按供应商名录采购，生产日期是否符合要求、标签是否清晰完整、包装是否完整、有无渗漏等，符合上述要求在“接收检查”项打“√”并签字日期；接收检查时上述任何一项不符合要求在“接收检查”项下描述不符合项并拒绝入库；班组领取试剂时“接收检查”项下注明“N/A”。
2. “＋”代表入库接收，“－”代表领取。

配制的容器上应贴上标签，标签上应标明试剂名称、储存条件以及试剂配制人和配制日期。试剂的首次开启者，应将试剂的开启日期同时标注于试剂标签上并签名。试剂的标签见图 5－2。

| |
|---|
| ＊＊＊＊公司 |
| 试剂名称： |
| 编号（如有）： |
| 未开瓶存储期至： |
| 储存条件： |
| 接收日期： |
| 开瓶日期： |
| 有效期： |
| 操作人： |

图 5－2　试剂标签

对剧毒、易制毒及易制爆试剂的采购和管理应符合国家和地方的要求，申请采购之前需向相关部门提出申请，凭公安机关颁发的毒品采购许可证采购，接收后应有专门的可控区域进行储存，验收合格的试剂入库，若验收不合格，按照企业相关规定处理。易制毒试剂领用及使用记录样表见表 5－2。

表 5－2　易制毒试剂领用及使用记录样表

记录编码：

试剂名称：　　　　批号：　　　　规格：　　　　生产厂家：

领用数量：　　　　瓶　　　　领用日期：　　　　领用人：

| 使用日期 | 使用量（ml） | 剩余量（ml） | 使用人 | 使用目的 |
|---|---|---|---|---|
| | | | | □配制试液□配制流动相□配溶出介质<br>□调节 pH 值□溶解样品□炽灼残渣 |
| | | | | □配制试液□配制流动相□配溶出介质<br>□调节 pH 值□溶解样品□炽灼残渣 |
| | | | | □配制试液□配制流动相□配溶出介质<br>□调节 pH 值□溶解样品□炽灼残渣 |

备注：易制毒试剂必须双人领取，双人登记，双人使用签字，上锁管理。

**4. 试剂的标识**　试剂应有标签标识，清楚标明名称、厂家、编号、未开瓶存储期至、储存条件、接收日期、开瓶日期、有效日期、操作人等内容。

**5. 试剂的储存和使用**　试剂应储存在适宜的条件下，如说明书中标明的条件，并应设置专人对试剂进行管理，该人员应接受安全处理化学品的相关培训。剧毒试剂应执行五双管理，即“双人保管、双人领取、双人使用、双把锁、双本账”的管理制度。剧毒、易制毒及易制爆试剂的储存和使用需符合公安机关的相关规定，应有独立的储存区域（如保险柜）。使用时双人复核并记录品名、用途、用量、剩余量、领取日期、领取人及发放人。实行物料数量平衡管理，确保剧毒或易制毒试剂被用于预定用途，使用完后及时放回储存区域。管理人员定期清点、核实库存，检查数量及品名是否与使用记录表中相符。一旦发现剧毒、易制毒及易制爆试剂丢失，应立即报告安全负责人检查、核实，必要时报告当地公安机关。使用试剂时，其名称、批号、生产日期、有效期都应包括在实验过程的相关记录中，以保证其可追溯性。

实验室所用的试剂均应有合理的有效期，对于采购的试剂，应遵循生产厂家规定的有效期；对于生产厂家未规定有效期的试剂，使用单位可根据科学依据，合理规定试剂有效期。如试剂瓶上无储存条件要求的，试剂应储存在密闭容器中，避免阳光直射并置于干燥的环境中，且试剂库温度应有记录。

使用试剂时，其名称或代号、生产商的名称、生产日期、批号和有效期都应包括在测试过程的相关记录中，以保证其可追溯性。

**6. 试剂使用效期的管理**　实验室用到的所有试药和试剂，都应该有合理的有效期。对于采购的试药和试剂，应该遵守生产厂家规定的有效期。对于生产厂家没有规定有效期的试剂，使用单位可以根据合理的科学依据规定试剂的有效期。一般来说，对于化学性质稳定的试药，自开瓶之日起最长推荐有效期不应超过 5 年（不得超过生产厂家规定的效期）。对于配制的试剂试液，应根据试剂试液的性状，制定合理的存储条件和效期。

**7. 试剂报废**　试剂的报废应根据试剂的特性，存放在不同的容器中，并粘贴标签，注明报废试剂的类型。交由具备相关资质的机构进行特殊处理，并记录。试剂报废的标签设计样式见图 5－3。

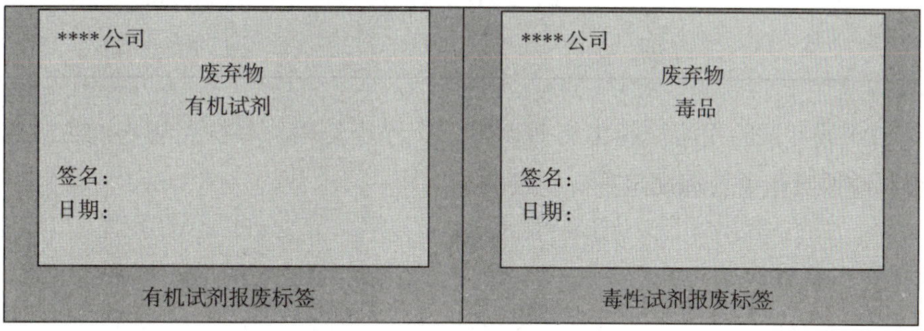


图 5－3　试剂报废的标签

实验室应该根据不同的试剂（如酸碱化学试剂、剧毒或易制毒试剂、有机挥发试剂等）特性和相应的法规要求制定相应的报废流程。对于酸碱化学试剂的报废，需要中和后废弃。对于有机挥发试剂，需要有相关资质的机构进行焚烧处理，并记录。

## 二、试验用溶液管理

**1. 试验用溶液的配制**　试验用溶液包括试液、缓冲液、指示剂与指示液等，应规定由专人按照规定方法配制，均应符合《中国药典》通则的规定或按照通则的规定制备，其配制过程均应有配制记录，记录包含所用试剂名称、批号、数量、试液配制日期及编号、配制人等信息。

配制过程中所用试验用水应满足相关分析测试方法的要求，必要时需要按相关要求进行检测。

**2. 试验用溶液的标识**　试验用溶液应有标签标识，清楚标明试液名称、批号、储存条件、有效期、配制人和配制日期等。试液标签见图 5－4。

| |
|---|
| ＊＊＊＊公司 |
| 试液名称： |
| 配制批号： |
| 储存条件： |
| 用途： |
| 配制日期： |
| 有效期： |
| 配制者： |

图 5－4　试液标签

**3. 试验用溶液的储存、使用** 试验用溶液应储存在规定条件下，并根据试验用溶液的性质和用途，必要时结合溶液稳定性考察结果，制定合理的有效期。对于不稳定的试液，可根据科学依据合理规定储存条件及有效期。

使用各种试液、缓冲液指示液，对照溶液前应检查确认瓶签完好，外观性状符合要求，确认在有效期内方可使用。溶液使用前如发现有沉淀、变色、分解等异常情况，应继续重配。部分试液储存要求见表 5－3。

表 5－3　部分试液储存要求

| 试液 | 建议效期 |
| --- | --- |
| 缓冲液 | 14 天，使用之前确认 pH 值，目视检查溶液应澄清 |
| HPLC 流动相 | 14 天，使用之前目视检查溶液应澄清 |
| TLC 流动相 | 新鲜配制 |

**4. 试验用溶液销毁** 试验用溶液超出有效期后，应停止使用，并按照规定的方式销毁；如果是含麻毒成分的溶液，应按照相关管理规定进行销毁。

## 三、试验用水管理

试验用水管理按《中国药典》凡例要求：试验用水除另有规定外，均系指纯化水。

试验用水可由纯化水制备系统制备，也可购买符合要求的商业化包装水。在水的供应中，应对试验用水的储存和分配采取预防措施，避免污染，并对其进行定期监测，保证符合相应的质量标准。

试验用水应有标签标识，清楚标明有效期等信息。试验用水的有效期可根据具体检验需要制定，一般规定 24 小时。

试验用水应使用洁净的容器存放，可使用专用盛水塑料桶或者玻璃桶，用于储存试验用水的容器应定期清洗。

使用试验用水前应检查外观性状符合要求，如发现异常，应停止使用。

## 四、试验用耗材管理

**1. 耗材的采购、验收** 试验用耗材应从可靠的或经评估的供应商处采购，建立供应商档案，包括供应商信息、相关证照、供应品种、供应价格等。可根据耗材的用途和性能要求等对耗材进行分级管理，如关键耗材、主要耗材和一般耗材。建议对关键耗材供应商进行定期回顾和评价。

对到货的耗材，应检查标签、包装、数量及相关证书等。对检验结果有影响的关键耗材，建议进行技术验收，如色谱柱、用于痕量分析的试剂等。验收合格后进行接收入库登记，如验收不合格，按照企业相关规定处理。

**2. 耗材的储存、使用** 试验用耗材应按照厂家说明书要求进行储存和使用。贵重的耗材上锁管理，并做好领用登记，以免丢失。废旧耗材应统一放置，定期处理。

## 五、文件管理

试剂、试验用溶液、试验用水与耗材的管理文件应涵盖采购、接收、标识、储存、使用、销毁等管理要求。试验用溶液的配制记录需详细描述配制过程，如使用试剂的品名、批号、等级、配制、浓度、储存条件、配制人、配制日期等信息。

答案解析

**即学即练 5－1**

对于酸碱化学试剂的报废，需要（ ）废弃。

A. 中和后 B. 酸性条件下 C. 碱性条件下 D. 强酸条件下

# 任务 5－2 标准物质的管理

PPT

## 一、药品标准物质 微课 2

药品标准物质系指供药品质量标准中物理、化学及生物学等测试用，具有确定的特性或量值，用于校准设备、评价测量方法、给供试药品赋值或鉴别用的物质，包括标准品、对照品、对照提取物、对照药材和参考品。

**1. 理化检测用标准物质** 系指用于药品质量标准中物理和化学测试用，具有确定的特性和量值，用于鉴别、检查、含量测定、校准设备的标准物质，按用途分为下列四类。

（1）含量测定用化学对照品 系指具有确定的量值，用于测定药品中特定成分含量的标准物质。

（2）鉴别或杂质检查用化学对照品 系指具有特定化学性质，用于鉴别或确定药品某些特定成分的标准物质。

（3）对照药材或对照提取物 用于鉴别中药材或中成药中某一类成分或组分的对照物质。

（4）校准仪器或系统适用性试验用对照品 具有特定化学性质，用于校准检测仪器或供系统适用性实验用的标准物质。

**2. 生物监测用标准物质** 用于生物制品效价或含量测定或鉴别、检查其特性的标准物质，其制备与标定应符合《中国药典》“生物制品国家标准物质制备和标定”要求。生物制品国家标准物质分为国家生物标准品和国家生物参考品。

国家生物标准品，系指用于国际生物标准品标定的，或有我国自行研制的（尚无国际生物标准品者），用于定量测定某一制品含量、效价或活性的标准物质，其含量以质量单位（g、mg、μg）表示，生物学活性或效价以国际单位（IU）、特定活性单位（AU）或单位（U）表示。

国家生物参考品，系指用国际生物参考品标定的，或由我国自行研制的（尚无国际生物参考品者）用于微生物（或其产物）的定性鉴定或疾病诊断的生物试剂、生物材料或特异性抗血清；或指用于定量检测某些制品的生物效价的参考物质，如用于麻疹活疫苗滴度或类毒素絮状单位测定的参考品，其效价以特定活性单位（AU）或单位（U）表示。

**3. 工作对照品** 企业可以选择相应的活性物质，使用法定标准品或采用准确、可靠的方法进行标化，标化后的物质作为企业自制工作对照品。

知识链接

基准物质的管理

基准物质是用于直接配制标准溶液或标定溶液浓度的物质。

基准物质必须符合以下要求。

（1）组成与化学式完全相符。若含结晶水，其含量也应与化学式相符。

（2）纯度足够高（主成分含量在99.9%以上），所含杂质不影响滴定反应的准确度。

（3）性质稳定。例如，不易吸收空气中的水分和二氧化碳，不易被空气所氧化等。

（4）最好有较大的摩尔质量，以减少称量时的相对误差。

（5）用于滴定反应时，应按反应式定量进行，且没有副反应。

常用基准物质有纯金属和纯化合物，如银、铜、锌、铝、铁等纯金属及氧化物、重铬酸钾、碳酸钾、氯化钠、邻苯二甲酸氢钾、草酸、硼砂等纯化合物。基准物质必须以适宜方法进行干燥处理并妥善保存。基准物质主体含量高而且稳定、可靠，但应将基准物质与高纯试剂、专用试剂区别开来。有些高纯试剂和光谱纯试剂虽然纯度很高，但只能说其中杂质的含量很低，其主要成分也可能达不到99.9%，且其组成与化学式也不一定准确相符，此时不能作为基准物质。

## 二、标准物质管理要求

### （一）标准物质管理要求

企业应建立标准物质的管理规程，明确实验室人员对标准物质的管理和使用要求。

企业自制工作对照品是指可通过特殊合成工艺单独合成，或者用正常流程生产提纯（如有）得到的物质。应建立工作对照品的质量标准以及制备、鉴别、检验、批准和储存的操作规程，在使用前需确认其质量满足自制对照品标准要求。每批工作对照品应用法定对照品进行标化，标定分初标和复标，由不同实验人员进行，结果与法定标准品相当，并确定有效期。必要时进行定期标化以证明工作对照品的效价或含量在有效期内保持稳定，工作对照品制备（如有）标定、有效期考察（如有）的记录应存档备查。

**1. 标准物质的采购与接收** 标准物质可以从中国食品药品检定研究院、国外法定认可机构（如USP、BP、EP）或者符合资质的二级供应单位等处采购。必要时应对供应商进行评估，建立供应商档案。

质量控制部门建立标准物质接收和管理流程，并建有标准物质接收记录，实验室接收标准物质时，应该记录标准物质信息，并按说明书要求储存标准物质。如果是由非法定的对照品制造商制备、提供的工作对照品，还需收集对照品说明书、鉴定资料、法定对照品标定资料等。

**2. 标准物质的标识** 标准物质应当有适当的标识，内容包括名称、生产厂家、批号、数量、有效日期、含量、储存条件等。外购或企业自制的工作对照品，如有必要还应包括纯度、制备日期、安全指南等信息。对照品溶液也应有明确的标签标识，标签中应包含对照品溶液的名称、配制人、配制日期和有效期等。为了便于对照品溶液进行使用追踪，对照品溶液标签中建议增加编号或批号，编号或批号的制定规则可自行定义，实验记录中应能体现对照品溶液的编号或批号。例如：CS—DIO80—101211. H1。CS代表对照品溶液；DIO80代表80mg胶囊；101211代表为2010年12月11日配制；H1代表用于

HPLC 分析的对照品溶液 1。

**3. 标准物质的储存、使用及处理** 企业应建立操作规程对标准物质的储存、使用和处理等流程进行规定。标准物质应按说明书要求在规定的储存条件下储存。不在室温储存的标准物质使用前应恢复至室温。已开启的标准物质应注明首次开启日期和有效期。

标准物质需按说明书要求进行使用，例如是否需在称量前进行干燥，计算时是否需带入标准物质的干燥失重数值，是否需带入标准物质的含量数值。

对于超出有效期等的标准物质，企业可建立相应报废处理流程，并做好记录。

**4. 标准物质使用效期的管理** 标准物质均应有合理地有效期，并在有效期内使用。对于企业自制的工作对照品，应根据科学依据合理地规定效期，如基于稳定性考察数据等。对于外购的工作对照品，应明确使用效期。对于未明确有效期的标准物质，如中国食品药品检定研究院提供的对照品，以中国食品药品检定研究院发布的停用通知或公布的有效期限为准，使用单位可定期登录官方网站查询并记录，可参考表 5 – 4。

表 5 – 4 标准物质效期查询记录

| 日期 | 品名 | 批号 | 来源 | 现行批号<br>有效期至____ | 是否停用批号<br>是/否 | 是否有效批号<br>是/否 | 确认人 | 复核人 |
|---|---|---|---|---|---|---|---|---|
| | | | | | | | | |
| | | | | | | | | |
| | | | | | | | | |
| | | | | | | | | |

需要时，标准物质在使用期间可按计划进行定期标化，标化周期可结合标准物质的性质、储存环境、有效期等因素综合制定。如果在标化中发现标准物质已经发生分解、产生异构体、浓度降低等变化，应立即停止使用，并追溯其对之前检测结果的影响。

**5. 已开启标准物质稳定性研究** 对于开封的标准物质，原则上不推荐重复使用，如确需重复使用，建议对其稳定性进行研究，以确定开启后的有效期。

开启标准物质的稳定性研究应当有稳定性研究方案，并在方案执行前获得质量管理部门批准。稳定性研究方案应当包含但不限于以下内容：储存条件、开启后密封的方式、开启次数、稳定性结果的记录和判断程序等。对于标准物质有效性的判断，可以和新开启的标准物质进行比对。稳定性研究结束后，对研究结果进行总结分析和评估，制定已开启标准物质的内部推荐有效期，完成稳定性研究报告，并经质量管理部门批准。批准后的已开启标准物质有效期可用于实验室内部使用。

**6. 对照品溶液的稳定性研究** 标准物质提供机构通常不会明确规定对照品溶液的有效期。对于对照品溶液，原则上不推荐重复使用，如果确需重复使用，建议对其稳定性进行研究，以确定有效期。

对照品溶液的稳定性研究应当有稳定性研究方案，并在方案执行前，获得质量管理部门的批准。稳定性研究方案应当包含但不限于以下内容：对照品溶液配制方法、储存条件、试验点、接受标准等。对于对照品溶液有效性的判断，可以和新配制的对照品溶液进行比对，考察含量或杂质变化情况。对于标准品的有效性的判断，可以根据不同时间点的标准品检查结果，比如 HPLC 的峰面积、UV 的吸收值或者 TLC 展开图中斑点大小和颜色深浅等。稳定性研究结束后，对研究结果进行总结、分析和评估，制定对照品溶液的内部推荐有效期，完成稳定性研究报告，并经质量管理部门批准。批准后的对照品溶液有效期可用于实验室内部使用。

### （二）滴定液的管理要求

滴定液系指在容量分析中用于滴定被测物质含量的标准溶液，具有准确的浓度（取四位有效数字）。滴定液的浓度以“mol/L”表示，其浓度值与其名义值之比，称为“F”值，常用于容量分析中的计算。滴定液操作规范依据《中国药典》通则 8006“滴定液”进行配制与标定。

**1. 滴定液的采购、验收** 滴定液应从有资质的机构购买。外购滴定液接收时，如果厂家提供标准物质证书（有明确的浓度）、有效期、使用说明等资料，企业按照内部规定进行评估，确定是否进行标定。如供应商不能提供标准物质证书或报告书等资料，实验室进行标定后再使用滴定液，并建立有效期。通常情况下，未开瓶滴定液的有效期参照厂家声明效期进行管理，已开瓶的滴定液可在 3 个月内使用。过期建议重新标定。

**2. 滴定液的配制、标定** 滴定液的配制方法有间接配制法与直接配制法两种，应根据规定选用，并应遵循属于下列有关规定。

配制滴定液时，如果所用溶剂为水，需使用蒸馏水或纯化水，在未注明有其他要求时，应符合《中国药典》“纯化水”项下规定，滴定液的配制需有复核人。

一般情况下，标定在室温条件下进行，并在记录中注明标定时的实际温度，初标者和复标者在相同条件下各自标定三次，三份平行实验结果的相对偏差，除另有规定外，不得大于 0.1%，初标者平均值和复标者平均值的相对偏差也不得大于 0.1%，标定结果按初标者和复标者的平均值计算，取四位有效数字。对所有标定和复标进行记录，并复核。

**3. 滴定液的标识** 滴定液贮瓶外应贴上标签，注明滴定液名称、浓度、批号、有效期等信息。滴定液标签见图 5－5。

××××公司
名称：×××滴定液
批号：
浓度：
效期：
标定者：
复标日期：

图 5－5　滴定液标签

**4. 滴定液的储存、使用** 滴定液在配制后应按药典规定的【贮藏】条件储存，一般采用密封性较好的具塞玻璃瓶，其材料不应与溶液起理化作用，壁厚最薄处不小于 0.5mm。碱性滴定液应储存于聚乙烯塑料瓶中。

滴定液在使用前应确认状态，当出现浑浊或其他异常情况时，不得再用。

溶剂为醋酸的滴定液随温度变化浓度值变化较大，建议加温度补正值或保持滴定液使用时的温度与标定时的温度保持不变；对于其他滴定液，当标定使用时的温度相差未超过 10℃时，除另有规定外，其浓度值可不加温度补正值，当温度差超过 10℃时，应加温度补正值，或重新标定。

**5. 滴定液使用效期的管理** 除另有规定外，滴定液的效期，根据效期确认研究的结论制定，一般规定三个月。过期后需重新标定，并按重新标定的结果更新滴定液浓度。

## 三、标准物质文件管理

标准物质管理的文件应包括标准物质的采购、接收、标识、储存、使用、销毁、效期管理、对照品溶液的稳定性效期研究报告，以及过期标准品和对照品溶液的处置等。

## 实例分析 5－1

1. 滴定液标签

＊＊＊＊公司
名　称：×××滴定液
浓　度：
标定日期：
效　期：
标定者：
复标日期：

2. 滴定液登记与使用记录

**滴定液登记与使用记录**

滴定液名称：　标定日期：　标定者：　复标者：
浓度（mol/L）：　重新标定日期：　标定温度：　来源：

| 使用日期 | 使用温度 | 外观检查 | 实验项目 | 使用者 | 备注 |
|---|---|---|---|---|---|
| | | | | | |
| | | | | | |
| | | | | | |
| | | | | | |
| | | | | | |
| | | | | | |

答案解析

问题：填写以上记录，并审核纠错。

## 即学即练 5－2

答案解析

标准品首次开启者应该在标签上注明（　），并签名签日期。

A. 首次开启日期　B. 人员　C. 地点　D. 以上都不是

答案解析

# 目标检测

## 一、选择题

（一）A 型题（最佳选择题）

1.（　）试剂又称化学试剂或试药，主要是实现化学反应、分析检验、研究试验、教学实验、化学配方使用的纯净化学品。

A. 试剂　B. 试液　C. 标准品　D. 对照品

2. 基准试剂含量应是（　）。

A. 99.9% ~100.0%　　B. 99.9% ~100.1%

C. 99.0% ~100.1%　　D. 99.0% ~100.0%

3. 一般来说，对于化学性质稳定的试药，自开瓶之日起最长推荐有效期不应超过（　）年。

A. 2　　B. 3　　C. 4　　D. 5

4. 试验用水除另有规定外，均系指（　）。

A. 饮用水　　B. 净化水　　C. 纯化水　　D. 矿泉水

5.（　）作为基准物质，标定标准溶液。

A. 基准试剂　　B. 优级纯　　C. 分析纯　　D. 化学纯

（二）X 型题（多项选择题）

6. 试剂一般按用途分为（　）等。

A. 通用试剂　　B. 高纯试剂　　C. 分析试剂

D. 仪器分析试剂　　E. 临床诊断试剂

7. 根据试剂的纯度，又将化学试剂分为（　）等级。

A. 基准试剂　　B. 优级纯　　C. 分析纯　　D. 化学纯

8. 试剂选用的原则说法正确的是（　）。

A. 标定滴定液用基准试剂

B. 制备滴定液可采用分析纯或化学纯试剂，但不经标定直接按称重计算浓度者，则应采用基准试剂

C. 制备杂质限度检查用的标准溶液，采用优级纯或分析纯试剂

D. 制备试液与缓冲液等可采用分析纯或化学纯试剂

9. 对到货试剂的验收，大致分为（　）。

A. 包装容器的外观检查，主要包括容器的完整性、密封性

B. 包装容器的标识信息核对，核对内容主要包括试剂名称和数量、供应商或生产商信息及相关证书、生产日期、级别、储存条件等

C. 相关文件检查、核对与接收记录的填写

D. 以上都不是

10. 实验室在接收试剂、试药时，应有接发记录，实验室配制的试液，应有配制记录，记录使用的（　）等信息。

A. 试剂名称　　B. 批号　　C. 用量　　D. 地点

11. 配制的容器上应贴上标签，标签上应标明（　）。

A. 试剂名称　　B. 储存条件

C. 试剂配制人　　D. 配制日期

12. 标准品或对照品应当有适当的标识，内容至少包括（　）。

A. 名称、生产厂家　　B. 批号

C. 数量　　D. 有效日期

E. 含量、储存条件

## 二、综合问答题

1. 剧毒或易制毒试剂如何管理？
2. 滴定液如何进行管理？

书网融合……

知识回顾　微课 1　微课 2　习题

# 项目六　实验室设备和分析仪器的管理

## 学习引导

学习、工作中离不开各种各样的仪器设备，从简单的 pH 计、离心机到复杂的高效液相色谱仪、气相色谱仪等。仪器设备的广泛应用，不仅能提高工作效率，提升分析水平，保证药品质量，也能促进药学及相关专业的发展。因此，为了适应行业发展、满足岗位需求，药学及相关专业的从业人员学习仪器设备的分类、确认、校准与维护等，显得尤其重要。

本项目主要介绍实验室仪器设备分类和确认，实验室分析仪器的校准与维护，并结合实例具体介绍了分析天平和高效液相色谱的校准、维护和使用方法。

## 学习目标

1. **掌握**　分析仪器的确认、校准与维护要求，并能检查发现操作过程中存在的问题。
2. **熟悉**　分析天平的使用和维护方法。
3. **了解**　实验室仪器设备的分类，高效液相色谱的使用和维护方法。

稳定的分析仪器、实验设备是获得准确、可靠实验数据的基础。近年来，自动化程度高、构造复杂的分析仪器的应用日益增多，分析仪器的确认、校验与维护，实验设备及仪器的管理在实验室管理系统中越来越重要。

## 任务 6－1　分析仪器的确认　微课 1

PPT

### 一、实验室仪器设备分类

实验室仪器设备有多种类型，包括从简单的熔点仪到复杂的高效液相色谱仪、近红外光谱仪等。复杂程度不同的仪器所需要确认的级别和范围各异，用户可以根据仪器的复杂程度（仪器配置，控制软件，数据储存及处理的程度）和使用需求，将仪器分为不同的类别进行确认。

**1. A 类**　不具备测量功能，供应商的技术标准可以作为用户需求，通常仅需要校准性能参数。如超声波清洗仪、离心机和摇床等。此类仪器或设备根据实际使用需求来确定是否制定操作、维护保养、维修和校正的标准操作程序。

**2. B 类**　此类仪器具有测量功能，并且仪器控制的物理参数（如温度、压力、流速等）需要校准，用户需求一般与供应商的功能标准和操作限度相同。如熔点仪、分析天平、pH 计、折射仪、滴定仪和干燥箱等。此类仪器或设备通常需要进行安装确认和运行确认，并制定相关操作、校验及维护的标准规程。

**3. C类** 此类仪器通常包括仪器硬件和控制系统（固件或软件），用户需要对仪器的功能要求、操作参数要求、系统配置要求等详细描述。例如溶出仪、紫外分光光度计、高效液相色谱仪、气相色谱仪、恒温恒湿箱、近红外分析仪、红外光谱仪等。此类仪器和设备需要安装确认、运行确认和专门的性能确认，并制定相关操作、校验、维护和确认的标准规程。

需要指出的是仪器类别的划分及其适应的确认、校验及维护的程度应由实验室根据仪器的使用需求确定，可以将分类的原则及所需确认级别在仪器管理的标准程序中描述。根据仪器的使用需求不同，不同实验室的仪器分类也可能不同。

## 二、实验室仪器设备确认

根据用户需求进行仪器选型，确认仪器的设计规格，包括仪器的功能、配置、操作参数的范围是否满足使用要求，以及对仪器供应商提供确认、维护、培训资质能力的确认。

### （一）仪器选型

实验室设备和仪器选型应符合预期使用用途，其关键在于提供完整、具体且清晰的用户需求说明（URS）。用户需求文件是进行设备和仪器配置、设计以及后续测试确认的依据，对仪器选型及后续活动至关重要，企业对此要给予足够的重视。用户需求说明不但是选择仪器的标准，也将作为仪器确认的基础。因此，应当根据实际需求描述仪器功能，规定参数使用范围，以便在确认过程中测试，例如温度范围、流速范围等。需求描述应当足够具体、清晰、准确、完整；需求本身应该可衡量、可实现、可测试。

### （二）确认实施

实验室仪器设备确认活动要依照已批准的确认方案实施，所有确认活动应进行实时记录。实施过程中如果出现偏差，应对其进行及时调查和评估。确认文件的保管及归档，应有专人负责将确认相关资料收集整理，长期保存。

**知识链接**

*《药品生产质量管理规范（2010年修订）》规定：企业的检验仪器应当经过确认，应当采用经过验证的检验方法进行检验，并保持持续的验证状态。首次确认后，要根据产品质量回顾分析情况进行再确认。*

**1. 安装确认（installation qualification，IQ）** 提供文件性证明，用来确认仪器是否按规定要求安装，且安装环境满足运行要求。检查仪器及其配件是否与订单一致，使用手册、出厂证明是否齐全。

安装确认适用于：①新购仪器设备；②确认过的非移动使用型仪器设备的转移或搬迁；③因其他原因需要再进行安装确认的仪器，例如长期闲置的仪器。

**2. 运行确认（operation qualification，OQ）** 在安装确认完成后，提供文件性证明，测试仪器的功能能否满足设计要求和用户需求的过程。测试的种类和范围依赖于仪器的复杂性和功能性。如需要，仪器所采用的操作系统的功能也在此阶段进行测试。运行确认的草案包含测试项目，详细的测试过程，使用的标准仪器或标准品等，以及接受标准。每个测试结果应被清晰地记录，并由专人复核。

运行确认适用于：①新购仪器设备；②确认过的仪器设备转移或搬迁；③因其他原因需要再进行运行确认的仪器，例如维修及重大维护后的仪器。

**3. 性能确认（performance qualification，PQ）** 性能确认的目的是确认仪器能够按照用户需求持续运行。在安装确认、运行确认完成后，通过性能确认证明仪器在正常操作环境中的适应性，主要活动包括性能测试和系统适应性试验。

在OQ/PQ中进行的测试，可以纳入仪器操作或校验规程，在日常使用过程中定期执行，以检查和确认仪器持续始终处于受控的状态。

通过气相色谱仪的确认工作，了解各种确认活动的内容和流程。

气相色谱仪是利用试样中各组分在色谱柱的气相和固定相间的分配及吸附系数不同，由载气把气体试样或液化后的试样带入色谱柱中进行分离，并通过检测器进行检测的仪器。仪器主要由气路系统、进样系统、色谱柱、电气系统、检测系统、记录和数据处理系统组成。某实验室气相色谱仪的主要确认内容，如表6－1所示。

表6－1 气相色谱仪主要确认内容

| | 测试内容 | 测试项目及接受标准 |
|---|---|---|
| IQ－2 | 安装条件是否满足要求<br>环境要求<br>电源要求<br>电脑配置要求<br>打印机 | 根据仪器的安装要求确认安装条件，例如<br>房间温度：20～30℃<br>电源：220V±10%<br>电脑配置：奔腾处理器1.5GHz，40G盘，内存最低512M，分辨率1280×1024，Window XP系统<br>溶剂为HPLC级 |
| IQ－3 | 主要配置确认<br>色谱仪主机型号及序列号确认<br>进样器型号及序列号确认<br>载气（氦气和氮气）安装连接确认<br>氢气发生器确认<br>压缩空气连接确认 | 确认各模块型号、序列号、固件系统版本号，并记录在验证文件中 |
| | 运行确认和性能确认在一个阶段完成 | |
| OQ－1 | 柱温箱温度准确度和稳定性测试<br>测试温度点及要求 | 准确度测试点及要求<br>100℃：100℃±4℃<br>230℃：230℃±5℃<br>稳定性：在100℃测试，不得超过0.5℃ |
| OQ－2 | 进样口泄露测试 | 每5分钟的压力变化满足：<br>－2.0psi≤压力变化/5min≤0.5psi |
| OQ－3 | 进样口压力准确度测试 | 进口压力25psi：≤1.2psi |
| OQ－4 | 检测器流速测试 | 氢气测试点30ml/min：±3ml/min<br>空气测试点400ml/min：±40ml/min |
| OQ－5 | 化学检测性能测试（FID） | 重复性（峰面积RSD）：≤3.0%<br>重复性（保留时间RSD）：≤1.0% |
| OQ－6 | 噪音，漂移 | 噪声≤$1\times10^{-12}$A<br>漂移≤$1\times10^{-11}$A（0.5h）<br>（参考国标JJG 705－2002） |
| OQ－7 | 检测限（FID） | $5\times10^{-10}$g/s（参考国标JJG 705－2002） |

**4. 再确认** 通常分为定期再确认和基于仪器变更等引起的再确认。

（1）仪器变更等引起的再确认　当仪器有下列情况时，其确认状态受到影响应进行再确认：①经历重大维修或更换关键部件；②仪器的安装地点变化；③软件或硬件升级；④由偏差，数据超出标准或数据趋势分析引起。如有上述情况发生，则需在风险评估、变更控制和偏差调查的基础上，准备确认方案，重新进行安装确认、运行确认或性能确认，记录仪器变更，并形成确认报告。

（2）定期再确认　目的是证明在仪器日常使用过程中，整体性能正常，没有发生漂移。定期再确认通常是重复初始性能确认过程中的全部测试或部分测试。

答案解析

**即学即练 6-1**

实验室仪器设备的确认工作不包括（　）。

A. 安装确认　B. 调试确认　C. 运行确认　D. 性能确认　E. 再确认

# 任务 6-2　实验室分析仪器的校准与维护

PPT

## 一、定义

### （一）校准

校准（calibration）是指在规定条件下，确定测量、记录、控制仪器或系统的示值（尤指称量）或实物量具所代表的量值与对应的参照标准量值之间关系的一系列活动。

**知识链接**

**《药品生产质量管理规范（2010 年修订）》规定**

1. 应当确保检验使用的关键衡器、量具、仪表、记录和控制设备以及仪器经过校准，所得出的数据准确、可靠。

2. 应当使用计量标准器具进行校准，且所用计量标准器具应当符合国家有关规定，校准记录确保可追溯性。

3. 不得使用未经校准、超过校准有效期、失准的衡器、量具、仪表以及用于记录和控制的设备、仪器。

### （二）维护

维护是为防止设备性能劣化或降低设备失效的概率，按事先规定的计划或相应技术条件的规定进行的技术管理措施。维护可以分为预防性维护和非计划性维护（维修）。

**1. 预防性维护**　按照既定程序，定期对实验设备或仪器的部件进行检查、清洗、修整和更换，确保仪器运行的可靠性，消除可能导致实验结果失败的系统性误差，降低仪器在使用中出现故障的可能。

**2. 非计划性维护（维修）**　是指仪器使用过程中发生故障或校准不合格时，需要对其进行调整、维修或更换相关部件，使仪器功能满足使用要求。

**即学即练6-2**

实验室仪器设备的维护分为（ ）。

A. 预防性维护 B. 防御性维护 C. 常规性维护 D. 计划性维护 E. 非计划性维护

答案解析

仪器的维护和校准是紧密相联的，维护程序和校准程序可以规定在同一篇操作规程中。一般情况下，仪器进行预防性维护后，应按预定的规程对相关部件进行校准或其他性能测试。

当仪器经历重大维修后，应根据对仪器功能的影响程度进行评估，以确定需要进行校准或再验证的项目。

仪器的维护活动应该记录在仪器校准、维护日志中。对于比较复杂的仪器可以设计专用的维护记录表格，其可以逐项列出需要检查和要更换的项目，记录维护结果、维护日期、执行人和复核人签名。

## 二、人员要求

只有经过培训并授权的人员才能进行仪器的操作、校准和维护。相关培训包括：①国家或国际计量的相关规则及法规、专业知识和技能的培训；②公司内部标准规程的培训；③仪器供应商提供的培训等。

实验室仪器负责人按计划安排仪器的校准和维护，确保校准和维护工作及时执行，使仪器始终处于良好的运行状态。

仪器使用者在使用前要检查仪器是否在校准有效期内，当仪器发生故障时，应及时通知仪器负责人。

## 三、仪器校准的分类

分析仪器的校准可以分为内部校准和外部校准。

内部校准是指由公司内部人员进行的校准活动，通常由具有资质的工程人员或实验室校准人员按照公司的标准操作规程执行，并填写相关校准记录或报告。

外部校准是由具有校准资质的外部机构进行的校准，如国家权威机构。外部校准要提供校准结果和有可追溯性的证书。

## 四、校准与维护的实施

### （一）制定校准的周期、校准项目和可接受标准

对于国家强制校准的设备、仪器、仪表等，应由国家执行部门根据国家计量检定规程进行校准。如实验室所用的计量容器（如滴定管、容量瓶、量筒等）依照以下计量规程进行检定：①中华人民共和国国家计量检定规程 JJG 20－2001：标准玻璃量器；②中华人民共和国国家计量检定规程 JJG 10－2005：专用玻璃量器；③中华人民共和国国家计量检定规程 JJG 196－2006：常用玻璃量器。

对于非国家强制校准的项目，校准周期和可接受标准应在仪器校准规程中详细规定。每一个校准项目必须有对应的接受标准，接受标准应以满足实验分析的准确度和精密度为依据。

### （二）评估和放行

校准结果应经过审核或评估，只有校准结果满足接受标准的仪器才能放行使用。当校准没有在规定的日期前完成或校准结果不合格时，仪器应有明显的禁止使用标识。

### （三）标识

仪器要有明显的校准状态标识，以便使用者检查。校准合格的仪器，贴校准合格绿色标签；仪器校准不合格，贴禁止使用红色标签。

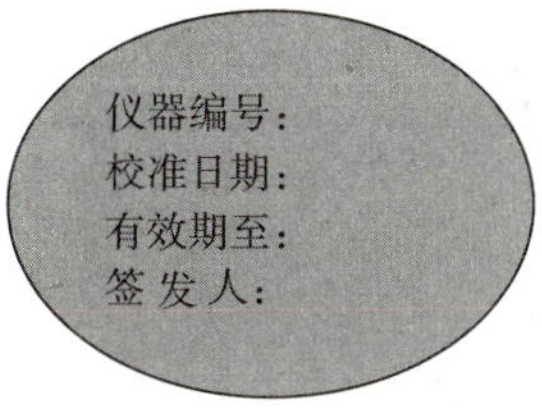


校准合格标签

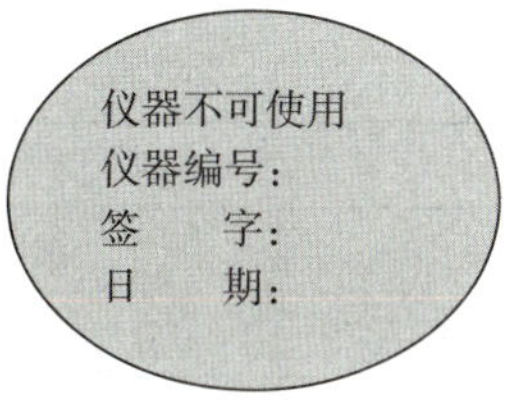


禁止使用红色标签

### （四）仪器报废/退役

依据实验室仪器报废/退役的程序，对分析仪器进行报废处理。仪器报废/退役之前，应采用合适的方法对其性能进行确认，以确保上一校准周期所产生数据的有效性；也要确保与该仪器有关的 GMP 原始数据能正确保存或存档。

## 五、校准与维护的文件

### （一）仪器使用、校准、维护日志

关键的实验设备和分析仪器应建立仪器使用、校准、维护日志，仪器使用、校准和维护行为都应在日志上记录。日志通常设计成表格，如表 6－2 所示。

表 6－2　仪器使用日志示例

| 仪器名称 | | 仪器编号 | |
|---|---|---|---|
| 位置 | | 负责人 | |
| 日期 | 工作说明 | 仪器状态 | 使用人 |
| | | | |
| | | | |
| | | | |
| | | | |

### （二）校准记录和评估报告

内部校准应由校准负责人出具校准记录或报告，校准记录应当标明所用计量标准器具的名称、编号、校准有效期和计量合格证明编号，确保记录的可追溯性。例如，某公司实验室溶出仪水浴和溶出杯内的温度测试记录，如表 6－3 所示。

表 6－3　内部校准记录示例

仪器名称__________　　　　校准记录编号__________

仪器编号__________　　　　校准日期__________

校准方法__________　　　　下次校准日期__________

| 参比仪器名称 | 型号 | 序列号 | 校准证书号 | 有效期至 |
| --- | --- | --- | --- | --- |
| | | | | |
| | | | | |
| | | | | |

校准结果和要求：

| 对于温度探针 | | |
| --- | --- | --- |
| | 温度（℃） | 测试结果 |
| 设定温度 | 37.0℃ | |
| 显示温度 | | |
| 测量值 | | |

接受标准：显示值和测量值都不超过37.0℃ ±0.2℃。显示值和测量值的差异不能超过0.2℃。

| 溶出杯内的测量温度 | | | | | | |
| --- | --- | --- | --- | --- | --- | --- |
| 1 号溶出杯 | 2 号溶出杯 | 3 号溶出杯 | 4 号溶出杯 | 5 号溶出杯 | 6 号溶出杯 | 7 号溶出杯 |
| | | | | | | |
| □符　合 | □符　合 | □符　合 | □符　合 | □符　合 | □符　合 | □符　合 |
| □不符合 | □不符合 | □不符合 | □不符合 | □不符合 | □不符合 | □不符合 |

接受标准：所有的测量值都不能够超过37.0℃ ±0.5℃。

校准人：　　　　审核人：

日　期：　　　　日　期：

对于由外部机构进行的校准，收到校准证书后，应由校准负责人根据证书评估校准结果是否符合企业要求，并出具评估报告，如表 6－4 所示。

表 6－4　外部校准评估报告

| 仪器名称 | | 仪器编号 | |
| --- | --- | --- | --- |
| 仪器用途 | | 制造商 | |
| 仪器编号 | | 仪器序列号 | |
| 放置地点 | | 责任人 | |
| 使用范围 | | 校准范围 | |
| 校准机构 | | 校准证书编号 | |
| 校准结果 | | 企业接受标准 | |
| 校准日期 | | 下次校准日期 | |
| 评估结论 | □通　过：仪器校准结果符合内部评估要求，可以使用<br>□未通过：仪器校准结果不符合评估要求，未达到要求前不可应用 | | |
| | 签名 | 日期 | |
| 评估人 | | | |
| 审核人 | | | |
| 备注： | | | |

### （三）仪器的年度校准和维护计划、仪器目录

实验室应建立仪器的年度校准和维护计划，设定仪器的校准和维护日期，确保按时完成仪器校准或维护工作。此外，还应建立仪器目录，将仪器关键信息归纳在目录中，便于仪器的校准和维护的执行。仪器目录应包括仪器名称、编号、生产厂商、型号、序列号、校准状态和日期、下次校准日期和关键仪器的维护信息等。仪器目录应定期更新，一般为每季度或每半年。

### （四）仪器档案

实验室可建立仪器档案，便于仪器的管理与追溯，与该仪器相关的文件和记录应在仪器档案中保存，包括仪器的购买信息、供应商资料、使用说明书、使用日志和校准维护记录等。对于比较简单的仪器，如秒表、密度计、温度计等，可以按类别建立统一的档案。仪器档案应标识仪器的名称和唯一编号。

### （五）仪器编号

每台仪器应标有仪器编号（投资号或其他编号）。仪器使用、校准和维护日志，仪器档案，校准报告和检验报告等仪器文件中应使用该仪器编号作为追溯。

## 六、实验室分析仪器的校准与维护实例

### （一）分析天平的校验与维护 微课2

**1. 分析天平的校验**　称量是分析实验过程中最普遍的操作之一，准确可靠的分析天平是实验室必不可少的仪器。根据 JJG 1036－2008《电子天平检定规程》，分析天平至少每年检定一次，主要检定项目包括天平的偏载误差、天平的重复性和线性误差（示值误差）。许多技术领先的天平生产商提供了具有校准功能的天平，内置自动/手动校准功能和使用外部标准砝码进行校准。可以定期执行天平的自动/手动校准功能，但不能完全代替外部性能测试。

实验室 METTLER AX205 分析天平校准要求参见表 6－5。

表 6－5　分析天平校准要求示例

| 项目 | 测试方法 | 频率 | 可接受标准 |
|---|---|---|---|
| 偏载 | 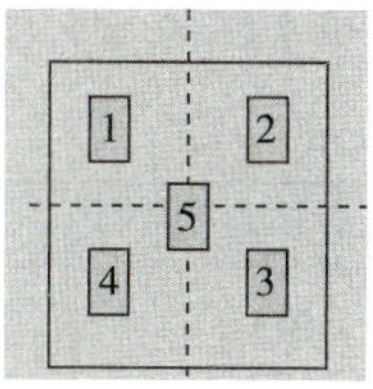<br>按图示位置，用 100g 的标准砝码进行称量，计算不同位置的示值误差 | 每年 | 不得超过 ±0.15mg（根据国标 JJG1036－2008） |
| 重复性 | 用 200g 的标准砝码称量 6 次，计算最大示值与最小示值的差值 | 每年 | 不得超过 ±0.15mg（根据国标 JJG1036－2008） |
| 线性 | 称量标准砝码组：10mg、1g、5g、20g、100g、200g，计算示值误差 | 每年 | 0.01g≤M≤5g；±0.05mg<br>5g＜M≤20g；±0.1mg<br>20g＜M≤200g；±0.15mg<br>（根据国标 JG1036－2008） |

续表

| 项目 | 测试方法 | 频率 | 可接受标准 |
|---|---|---|---|
| 内置校准功能 | 按使用说明书规定进行 | 每月 | — |
| 天平日检 | 1g（E2） | 每天 | ±0.001g（根据 USP 不确定度 0.1% 的要求） |
| | 100mg（E2） | | ±0.1mg（根据 USP 不确定度 0.1% 的要求） |
| 国家强制检定 | 根据国标 JJG 1036－2008 | 每年 | 符合检定要求 |

说明：（1）METTLER AX205 分析天平可读性 0.00001g，称量范围 10mg～200g。
（2）偏载、重复性、线性测试时间与国家检定时间可间隔 6 个月安排进行，这样保证天平每半年进行一次该项目测试。
（3）根据天平的精度，METTLER AX205 分析天平的校准和日检应使用 E2 等级标准砝码。

### 2. 天平的使用与维护

（1）环境　天平应放置在稳定、水平、无振动的位置，应避免强风（来自空调或门窗）和过大的温度波动，保持天平及其周围的干净、整洁。

（2）称量前后，分析师应检查天平的清洁，用软毛刷对天平内部进行清洁。如果需要移开天平的称量托盘进行清洁，则应十分小心地将托盘移走，用软毛刷仔细清洁托盘下部残留物质，不要用力触碰天平的机械装置，清洁后重新放置托盘后，应稳定几分钟或更长时间，进行天平日检确认后再使用。

（3）称量前，分析师应检查天平的水平，确认水平传感器的气泡是否在内圈中。每天第一个使用天平的分析师应进行天平日检，检查称量值是否在制定的限度内，并记录在使用日志上。每个分析师在使用前应检查使用日志确认天平日检已经被完成，并确认校准标签是否在检验期内。

（4）称量物质和称量皿的总重不能超过天平的最大称量范围。操作天平不可过载使用，以免损坏天平。称量结束后，及时用软毛刷对天平进行清洁，清理所使用的称量纸或称量皿。

（5）移动后的校准或检查　天平移动后应使天平稳定到新环境的温度，应至少进行天平日检的检查。根据天平的精度和移动的程度，可能需要重新进行偏载、重复性和线性误差的检查。

（6）断电后的稳定和检查　通常天平应保持通电状态，如果断电或重新开机，应根据天平使用说明书的要求稳定一段时间（如 METTLER AX205 需要稳定 2 小时），并按天平日检程序检查合格后，方可使用。

### 实例分析 6－1

**实例**　天平按其精度不同分为四类，其各项参数不等，如下表所示。你能发现分析天平之间的差别吗？并分析其应用范围。

| 分析天平类型 | 最大称量（g） | 称量误差（g） | 实　例 |
|---|---|---|---|
| 常量电子天平 | 100～200 | $10^{-3}$ | Mettler AE200 |
| 半微量电子天平 | 20～100 | $10^{-4}$ | MettlerMS105 |
| 微量电子天平 | 3～50 | $10^{-5}$ | Mettler XPR10/AC |
| 超微量电子天平 | 2～5 | $10^{-6}$ | MettlerXPR6U/AC |

答案解析

**问题**　找出分析天平之间的差别并分析其应用范围。

### 3. 天平称量误差通常的影响因素

（1）天平的防风门未关闭 天平在称量过程中，不要使用前门，应关好各扇门，以免呼出的气流、空气对流等微小气流影响称量的准确度或稳定度。

（2）称量物质的重量变化 被测物重量不稳定，吸潮或挥发，称量时必须盛放在密闭容器内称量。如称量被冷藏的物质时，应放置到室温再打开瓶盖进行称量操作，以避免吸潮。

（3）静电影响 静电荷会对天平称重产生一个除样品重量外的作用力，此力不稳定，导致测量值不可重复。低电导率的物质或容器以及面积大的样品（玻璃容器、滤纸）较易发生静电。静电产生的原因：粉末颗粒间的内摩擦力，外部摩擦力，被人为带进来的电荷，相对湿度小于40%会加剧静电的影响。消除或减小静电影响的解决方法：内置离子发生器中和多余的静电，接地线减少电子天平本身所带的静电，保持合适的湿度。

（4）天平和被称量物质的温度不一样 过热、过冷的物品直接放在天平上称量，容易引起天平箱内空气对流，使称量不准确。经过干燥或灼烧的物品，必须在干燥器内冷却至室温后再称量。

（5）天平水平未调节好 在天平开机前，应观察天平水平仪内的水泡是否位于圆环的中央，否则需通过天平的地脚螺栓调节至水泡位于水平仪的圆环中央为止。

（6）其他操作造成的震动 放置天平的表面不稳定，天平未达到内校稳定。这种情况下，要做好相应的防震措施，确保放置天平的场所稳定，防止震动对天平支撑面的影响。

（7）实验室温度波动 安放天平的环境要保证天平的工作环境符合高精度测量仪器的使用环境要求。天平称量室选择没有阳光直射的房间，如阴面房间或采取遮光办法。天平室墙壁加用隔离绝缘保护层，以免受热源、冷源影响。天平室内温湿度应恒定，温度应在20℃，湿度亦在50%左右。

（8）天平移动后没有足够的平衡和稳定 天平在移位或搬运后，要重新进行水平调节、零位调节等一系列准备工作，等天平稳定下来以后才能使用。

（9）天平断电，重新开机后没有足够的稳定 正常情况下，天平处于通电状态，因故断电后，需接通电源，预热至规定时间后，使天平处于备用状态，再行称量。

（10）天平托盘放置不合适，或称量纸接触托盘的周围 称量纸外边缘超出秤盘范围，造成称量重心偏移，称量纸与秤盘周边的其他部位接触造成称量结果不准确。

## （二）高效液相系统的校准和维护

以AABB高效液相（HPLC）系统为例介绍HPLC系统的校准和维护。

**1. 高效液相色谱的校准** AABB HPLC系统包括脱气机、四元泵、自动进样器、柱温箱和检五个模块，以及仪器控制、数据处理系统。液相系统的校准是一系列比较消耗时间测试，通常仪器厂商提供校准（验证）的软件包，验证结束后用户可以选择哪些项目需要定期校准并确定校准周期及接受标准。

AABB HPLC校准软件包的项目：流量的准确度和精密度，柱温箱温度的准确度，波长准确度（低波段、咖啡因溶液），波长准确度（高波段、钬玻璃），基线噪音和基线漂移，进样精密度和残留，线性测试，梯度测试。

某公司QC实验室选择的校准项目及周期参见表6－6。

表 6-6 HPLC 校准项目及周期示例

| 校准项目 | 校准周期 | 接受标准 |
| --- | --- | --- |
| 波长准确度（低波段、咖啡因溶液）<br>波长准确度（高波段、钬玻璃） | 6 个月 | 2.0nm |
| 基线噪音和基线漂移 | 6 个月 | 噪音：0.04mAU<br>漂移：0.5mAU/h |
| 线性测试 | 1 年 | R = 0.9990 |
| 进样精密度 | 1 年 | 色谱峰面积：1.0%<br>色谱峰高：2.0% |
| 国家检定<br>主要项目：泵流量的准确度与稳定性，定性、定量重复性，基线噪音，基线漂移，最小检测浓度，柱温箱温度的准确度 | 2 年 | 符合检定规程要求<br>JJG 705 - 2002 液相色谱仪检定规程 |

说明：进样精密度，流速和柱温箱温度的校准应涵盖实际使用范围。

## 2. 高效液相色谱的使用与维护

（1）操作 SOP 的建立　实验室应建立 HPLC 系统的操作 SOP，对以下方面进行规定。

（2）流动相的准备　依据分析方法的要求配制流动相，通常流动相需要经过 0.45μm 的滤膜过滤并经超声脱气。

（3）系统运行程序　只有经过培训的分析师才有权使用工作站。分析师使用自己的用户名以操作员级别登录工作站进行操作。只有主管或授权的分析师有权使用管理员级别登录，进行分析方法的编辑或修改。

（4）分析方法的建立　根据使用说明书，描述对进样器、泵、柱温箱、检测器的设置方法、规定方法命名和数据保存的命名方式。

（5）样品命名和序列表设置　应对样品的命名原则进行规定，对序列表的命名和设置进行规定。

| 序列 | 位置 | 样品名称 | 进样次数 | 样品类型 |
| --- | --- | --- | --- | --- |
| 1 | 1 | 空白溶液（blank） | 1 | 样品 |
| 2 | 2 | 系统适用性标准溶液（SST） | 1 | 控制样品 |
| 3 | 3 | 对照品溶液（CS） | n | 控制样品 |
| 4 | 4 | 待测试样品 1 | n | 样品 |
| 5 | 5 | 待测试样品 2 | n | 样品 |
| … | … | … | … | … |

（6）色谱图打印的基本要求　应设计固定的模板供图谱打印使用，模板一般包含以下内容：①通用信息：数据名称、样品名称、检测项目、检测时间和实验者用户名等；②方法名称：数据采集方法和分析方法名称；③液相信息：仪器名称、色谱柱编号、检测波长、进样体积、流速等；④色谱图和积分结果，如需要也包括分离度、对称因子等。

（7）实验结束　实验结束后，应使用规定的方法对色谱柱进行冲洗。可以建立专用的清洗程序，设置在序列表的最后；为延长紫外灯的寿命，应选择“序列结束后仪器自动关闭”；清洁表面。

（8）色谱柱的管理　色谱柱的性能对高效液相色谱分析至关重要，维护并监控柱效有利于分析实验的一致性，实验室应制定色谱柱的管理和维护要求，一般包括：①将色谱编号，制定色谱柱使用日志，记录每次实验的项目、标准品峰值、分离度、拖尾因子等；②制定色谱柱平衡要求，如对于新的色谱柱，应按照说明书的要求进行平衡；③色谱柱的清洗和保存，按照色谱柱说明书的要求进行清洗和保存，例如对于有些手性色谱柱，应该首先用纯化水短时间冲洗随后用10%的异丙醇冲洗3小时，并且要保存在2～8℃冰箱中。

某公司AABB HPLC年度预防性维护举例（表6－7）。

表6－7　HPLC年度预防性维护示例

| 模块 | 具体项目 | 结果 | 执行人 |
|---|---|---|---|
| 泵 | 把泵头拆下并清洗<br>用异丙醇清洗过滤部件，如腐蚀，则更换<br>清洗支撑环，如有划痕要更换<br>取下旧的密封圈，清洗柱塞腔，装上新的密封圈<br>如果装有密封圈清洗装置，就更换清洗密封圈<br>检查柱塞上的弹簧，如损坏或被腐蚀就更换<br>更换冲洗阀上的PTFE滤芯、金密封圈和塑料帽<br>更换出口球阀上的滤网<br>更换入口主动阀上的阀滤芯<br>清洁废液盘、泄漏传感器，如需要则更换<br>进行泄漏测试 | | |
| 自动进样器 | 清洁针座，检查针和针座的准值性，如需要进行校正<br>检查转子密封圈，如需要则更换<br>检查定子，如有划痕则更换<br>更换计量装置柱塞的密封圈<br>清洁废液盘、泄漏传感器，如需要则更换 | | |
| 柱温箱 | 检查柱切换阀，如需要则更换转子密封圈或转子面<br>清洁废液盘、泄漏传感器，如需要则更换<br>进行测试 | | |
| VWD检测器 | 清洁<br>进行钬玻璃测试<br>紫外灯能量测试<br>清洁废液盘、泄漏传感器，如需要则更换 | | |

说明：以上维护工作必须由经过培训并授权的分析师进行。维护完成后应进行仪器内部校准以确保仪器性能。

答案解析

## 目标检测

### 一、选择题

#### （一）A型题（最佳选择题）

1. 目前，国内实验室仪器设备分为（　）类。
   A. 1　　B. 2　　C. 3　　D. 4
2. （　）情况下仪器变更不需要再确认。
   A. 重大维修　　B. 安装地点变化　　C. 软件升级　　D. 季节更替
3. 分析天平及砝码应定期检定，一般规定时间间隔不超过（　）。
   A. 1个月　　B. 3个月　　C. 12个月　　D. 24个月
4. 关于仪器校准状态标识问题，校准合格的仪器，贴（　）颜色的标签。
   A. 红色　　B. 黄色　　C. 蓝色　　D. 绿色

（二）X 型题（多项选择题）

5. 实验室仪器设备的确认类型包括（　）。

A. 安装确认　　B. 运行确认　　C. 性能确认　　D. 再确认

6. 分析天平的检定项目不包括（　）。

A. 偏载误差　　B. 重现性误差　　C. 重复性误差　　D. 非线性误差

7. 实验室所用计量容器依照（　）计量规程进行检定。

A. 中华人民共和国国家标准 3102.8－93

B. 中华人民共和国国家计量检定规程 JJG 20－2001

C. 中华人民共和国国家计量检定规程 JJG 10－2005

D. 中华人民共和国国家计量检定规程 JJG 196－2006

8. 只有经过培训并授权的人员才能进行仪器的操作、校准和维护，相关培训包括（　）。

A. 国家或国际计量的相关规则及法规、专业知识和技能的培训

B. 学术机构培训

C. 公司内部标准规程的培训

D. 仪器供应商提供的培训

## 二、综合问答题

1. 天平的使用与维护有哪些注意事项？

2. 天平称量误差通常有哪些影响因素？

书网融合……

知识回顾　　微课 1　　微课 2　　习题

# 项目七 制药用水、生产环境及气体的质量监测

## 学习引导

制药用水（清洁蒸汽），生产环境，人员及气体应符合药品生产的法规要求。所有系统在使用前应进行验证以保证其产出的质量。在投入使用后，为保证这些系统稳定地运行，必须对其产出的水或气体等质量进行定期监测，即通常所称的环境监测和水监测等。对其质量的标准可能会因地域及应用方式的不同而不同。

本章节将针对监测点选择、监测频率（取样计划）、监测的方法、限度及偏差纠正和定期趋势分析等方面进行陈述。

## 学习目标

1. **掌握** 制药用水系统质量检测常用专业术语的含义，能用专业术语评价水系统质量检测过程；掌握药品生产环境和人员质量检测常用专业术语的含义，能用专业术语评价药品生产环境和人员质量检测过程；掌握压缩空气及其他制药用气体质量检测常用专业术语的含义，能用专业术语评价压缩空气及其他制药用气体质量检测过程。

2. **熟悉** 药品生产环境和人员质量检测要求，制药用水系统质量检测要求，压缩空气及其他制药用气体质量检测要求。

3. **了解** 药品生产环境和人员质量检测过程中存在的问题，压缩空气及其他制药用气体质量检测过程中存在的问题以及制药用水系统质量检测过程中存在的问题。

## 知识链接

**《药品生产质量管理规范（2010 年修订）》规定**

第九十六条　药品生产用水应适合其用途，应至少采用饮用水作为制药用水。各类药品生产选用的制药用水应符合《中华人民共和国药典》的相关要求。

## 任务 7－1　水和清洁蒸汽的监测

PPT

制药用水根据其使用的范围不同而分为饮用水、纯化水、注射用水（包括清洁蒸汽）。其中饮用水作为制备纯化水的水源，而纯化水作为制备注射用水（清洁蒸汽）的水源。水系统的监测还应包括纯化水制备系统中的过程水点，如软化前后、反渗透前后的水点等。

## 一、饮用水

饮用水（原水）通常为自来水公司供应的自来水或深井水，质量达到国家标准 GB 5749—2006《生活饮用水卫生标准》。

**1. 饮用水的测试点** 至少包括全厂饮用水供应的源头点，进入纯化水系统前的原水点（一般为软化罐前的进水点）。

饮用水可以委托供水单位定期到工厂采样监测并出具报告，在此基础上质量控制实验室按表 7－1 要求进行内控。

**表 7－1 饮用水质量监控要求**

| 饮用水检测项目 | 限度要求 | 推荐的检测频率 |
|---|---|---|
| 菌落总数 | 不超过 500cfu/ml | 至少每季度；纯化水系统的原水为至少每月 |
| 理化性质 | 根据工厂内控标准 | 每季度或每月 |

**2. 饮用水中菌落总数的测试方法**

（1）取样 取样与日常使用形式一致。如日常使用前消毒，则取样前也应对取样点进行消毒。取样前应打开取样点的阀门，让水流一定的时间（30 秒～2 分钟）后再取样，以保证水样的代表性。

为了避免样品中微生物的变化，样品应尽快转移到微生物实验室。在传递和储存期间，样品应避免过热（>25℃）或过冷（<8℃），尽量在一个工作日内处理样品，从取样到处理样品不应超过 8 小时。尽可能避免冷藏样品，禁止冷冻样品。

（2）试验方法 培养基灭菌待用，吸取水样前振荡摇匀样品，吸取 1ml 水样进行实验。如历史数据表明饮用水中的微生物数量较高，可以对样品进行稀释，用倒平皿法进行实验，培养 3～5 天。培养时间结束后，直接读取培养皿表面上的菌落数（稀释样品的菌落数应乘以稀释倍数），取平均值作为最终结果报告。

（3）限度及偏差纠正 饮用水菌落总数限度为不超过 500cfu/ml。一旦发现监测结果超标，要进行调查和评估，根据调查结果采取相应的行动对系统进行纠正。

**3. 饮用水质量的趋势分析** 定期（每年）对饮用水的质量进行趋势分析。如果发现饮用水质量在逐步变差，应立即通知质量和工程等部门，并共同展开调查。根据调查结果采取相应的行动对系统进行纠正。

## 二、纯化水及注射水

纯化水为饮用水经蒸馏法、离子交换法、反渗透法或其他适宜的方法制备的制药用水，不含任何添加剂；注射水为纯化水经蒸馏而得到的水；质量都应符合《中国药典（2020 年版）二部》项下规定。

**1. 测试点选择** 所有的纯化水点、注射水点都应进行定期监测。根据验证结果、风险评估结果和生产需要确定纯化水、注射水取样点，确定取样频率。纯化水系统的每个处理单元（软化、反渗透等）的前后可以设置监测点（过程水点），监测纯化水处理过程水的质量，以此来反映纯化水系统的运行状况。

**2. 监测频率（取样计划）** 监测主要是进行菌落总数的测试和理化分析。根据水点在循环系统中位置和功能不同，可以将水点分为关键点和非关键点，其测试项目和监测频率也有所不同，见表 7－2。

表 7-2　纯化水与注射用水检测项目及频率

| 纯化/注射用水点 | 描述 | 推荐的测试项目 | 推荐的监测频率 |
| --- | --- | --- | --- |
| 关键点 | 纯化水循环系统的出水点 | 菌落总数 | 每周一次 |
| | 纯化水循环系统的回水点 | 菌落总数 | 每周一次 |
| | | 理化分析 | 每月一次 |
| 非关键点 | 各个使用点 | 菌落总数 | 每月一次 |

另外，工厂也可以参照本厂内部的质量控制要求进行大肠埃希菌等致病菌的监测。过程水点的推荐监测频率为每月 1 次。如果水系统停运，并且超过验证的停运间隔时间，建议使用前各使用点应进行取样并检验，所有水点的检验结果应在复核和批准后，生产中使用此水点的产品才可以发放。纯化水、注射水的理化分析按照《中国药典（2020 年版）》要求进行。如取样点需消毒处理，则理化测试样品的取样时间应避免在菌落总数测试的取样结束后立即进行，否则可能会引入部分消毒的残留酒精，造成某些（如 TOC）指标异常。

**3. 菌落总数的测试方法**　在保证与每个纯化水点与日常使用的连接状态一致时，取样才能进行。样品传递、储存参考饮用水要求。用倒平皿法和薄膜过滤法测菌落总数。如果在 1ml 的水样中一直检测不到有菌落生成，为进一步考察微生物数量，可将检测的水样量放大，此时选择薄膜过滤法。薄膜过滤法操作要点：使用的过滤系统在使用前应保持无菌；过滤膜孔径为 0.45μm；吸取水样前振荡摇匀样品；过滤要求体积的水量；用已灭菌的镊子夹住过滤膜的边缘，面朝上小心放置在已制备好的营养琼脂培养皿上，滤膜与培养基的接触面不能有气泡存在；将所有培养皿倒置在 30～35℃ 中培养。培养时间结束后，直接读取培养皿或膜表面上的菌落数（薄膜过滤样品的菌落数应除以放大的倍数），如果同时进行了几份平行实验，则取平均值作为最终结果报告。理化分析按《中国药典（2020 年版）》要求进行。

## 三、清洁蒸汽

清洁蒸汽系指无热原高纯蒸汽，主要用于无菌制剂生产的高压蒸汽灭菌柜、药液配制、灌装系统的湿热灭菌。

**1. 测试点及监测频率（取样计划）**　清洁蒸汽的测试点及监测频率也是根据验证、风险评估和生产需要而确定。通常关键点每月一次，非关键点两个月一次。取清洁蒸汽的冷凝水作为检测样品。取样、理化项目检验参照注射水进行；微生物检验通常只检测内毒素项目，结果判断按照《中国药典（2020 年版）四部》通则 9251 细菌内毒素检查法进行。

**2. 测试方法**

（1）取样　取清洁蒸汽的冷凝水作为检测样品。具体操作参见纯化水及注射水的取样。

（2）试验方法　清洁蒸汽冷凝水的理化项目检验建议参照注射水的检验方法。微生物检验建议只检测内毒素项目。

（3）结果读取　读取并记录试验结果，结果判断按照《中国药典（2020 年版）四部》通则 9251 细菌内毒素检查法进行。

**3. 限度及偏差纠正**　纯化水菌落总数限度为每 1ml 不超过 100 个。注射水菌落总数限度为每 100ml 不超过 10 个。过程水的菌落限度一般不做规定，但原则上不能超过原水（即饮用水）的标准。理化检验要求参见《中国药典（2020 年版）》的要求。

一旦发现监测结果超标，可以采取以下行动进行调查和评估：进行实验室调查，包括取样和试验的整个过程；回顾近几个月饮用水原水的菌落总数结果；回顾纯化水的菌落总数的结果；检查运输水管道的完整性和密闭性；涉及到的相关产品质量评估等等。根据调查结果采取相应的行动对系统进行纠正。

**4. 趋势分析** 定期（通常1次/年）应对纯化水、注射水、清洁蒸汽质量进行趋势分析。如果发现质量在逐步变差，应立即通知质量和工程等部门，并共同展开调查。根据调查结果采取相应的行动对系统进行纠正。

答案解析

**即学即练 7－1**

在纯化水和注射用水的菌落总数的监测过程中，如果需要将水样量放大，选择的检测方法为（　）。

A. 平皿法　B. 薄膜过滤法　C. 浮游菌采样器　D. 菌数计算器

## 任务 7－2　洁净区的环境监测

PPT

原料药、剂型药以及部分医疗器械必须在洁净环境下生产，而且大部分无菌药品必须以无菌工艺生产。为了使洁净区的环境质量得到有效控制，应实行全面监测，监测项目包括空气悬浮粒子、空气浮游菌、沉降菌、设施和设备表面的微生物以及操作人员的卫生状况等。通过监测数据来评价环境中的微生物分布状况，证明洁净区环境是否在良好的受控状态下运行。

《药品生产质量管理规范（2010年修订）》规定：第四十八条　应根据药品品种、生产操作要求及外部环境状况配置空调净化系统，使生产区有效通风，并有温度控制、必要的湿度控制和空气净化过滤，保证药品的生产环境。洁净区与非洁净区之间、不同级别洁净区之间的压差应不低于10帕斯卡。必要时，相同洁净度级别的不同功能区域（操作间）之间应保持适当的压差梯度。

口服液体和固体制剂、腔道用药（含直肠用药）、表皮外用药品生产的暴露工序区域及其直接接触药品的包装材料最终处理的暴露工序区域，应参照“无菌药品”附录中D级洁净区的要求设置，企业可根据产品的标准和特性对该区域采取适当的微生物监控措施。

《药品生产质量管理规范（2010年修订）》“无菌药品”附录第三章洁净度级别及监测规定：

第八条　洁净区的设计必须符合相应的洁净度要求，包括达到“静态”和“动态”的标准。

第九条　无菌药品生产所需的洁净区可分为以下四个级别。

（1）A级　高风险操作区，如灌装区、放置胶塞桶和与无菌制剂直接接触的敞口包装容器的区域及无菌装配或连接操作的区域，应用单向流操作台（罩）维持该区的环境状态。单向流系统在其工作区域必须均匀送风，风速为0.36～0.54m/s（指导值）。应有数据证明单向流的状态并经过验证。在密闭的隔离操作器或手套箱内，可使用较低的风速。

（2）B级　指无菌配制和灌装等高风险操作A级洁净区所处的背景区域。

（3）C级和D级　指无菌药品生产过程中重要程度较低操作步骤的洁净区。

第十条　应按以下要求对洁净区的悬浮粒子进行动态监测。

（1）根据洁净度级别和空气净化系统确认的结果及风险评估，确定取样点的位置并进行日常动态监控。

（2）在关键操作的全过程中，包括设备组装操作，应对A级洁净区进行悬浮粒子监测。生产过程中的污染（如活生物、放射危害）可能损坏尘埃粒子计数器时，应在设备调试操作和模拟操作期间进行测试。A级洁净区监测的频率及取样量，应能及时发现所有人为干预、偶发事件及任何系统的损坏。灌装或分装时，由于产品本身产生粒子或液滴，允许灌装点的悬浮粒≥5.0μm的悬浮粒子出现不符合标准的情况。

（3）在B级洁净区可采用与A级洁净区相似的监测系统。可根据B级洁净区对相邻A级洁净区的影响程度，调整采样频率和采样量。

（4）悬浮粒子的监测系统应考虑采样管的长度和弯管的半径对测试结果的影响。

（5）日常监测的采样量可与洁净度级别和空气净化系统确认时的空气采样量不同。

（6）在A级洁净区和B级洁净区，连续或有规律地出现少量的≥5.0μm悬浮粒子时，应进行调查。

（7）生产操作全部结束、操作人员撤出生产现场并经15～20分钟（指导值）自净后，洁净区的悬浮粒子应达到表中的“静态”标准。

（8）应按照质量风险管理的原则对C级洁净区和D级洁净区（必要时）进行动态监测和监控。要求以及警戒限度和纠偏限度可根据操作的性质确定，但自净时间应达到规定要求。

（9）应根据产品及操作的性质制定温度、相对湿度等参数，这些参数不应对规定的洁净度造成不良影响。

第十一条　应对微生物进行动态监测，评估无菌生产的微生物状况。监测方法有沉降菌法、定量空气浮游菌采样法和表面取样法（如棉签擦拭法和接触碟法）等。动态取样应避免对洁净区造成不良影响。成品批记录的审核应包括环境监测的结果。

对表面和操作人员的监测，应在关键操作完成后进行。在正常的生产操作监测外，可在系统验证、清洁或消毒等操作完成后增加微生物监测。

第十二条　应制定适当的悬浮粒子和微生物监测警戒限度和纠偏限度。操作规程中应详细说明结果超标时需采取的纠偏措施。

## 知识链接

《药品生产质量管理规范（2010年修订）》中规定原料药、剂型药以及部分医疗器械必须在特定的洁净环境下生产。特别是大部分无菌药品（包括生物制品）均必须以无菌工艺生产。为了维护医药生产用洁净区环境的稳定性、确保药品质量安全，对洁净区的环境质量采取合理的控制措施和评价方法是非常重要的。

生产环境，包括空气、设备和设施表面以及操作人员是药品生产的主要污染来源，除了设置空调净化系统外，还要定期对房间进行消毒处理并对操作人员的着装有特别的要求。《药品生产质量管理规范（2010年修订）》附录1中详细列出了各洁净区的着装要求。

监测是用来评估生产环境控制是否有效的一个工具。为了使洁净区的环境质量能得到有效控制并被客观评价，应对它实行全面监测。监测项目包括空气悬浮粒子、空气浮游菌、沉降菌、设施和设备表面的微生物以及操作人员的卫生状况监测等。

所有洁净区应制定系统的环境监测方案。实行环境监测的目的在于，通过获得代表性数据来评价环境中的微生物分布状况。所制定的环境监测计划不仅要能对清洁、消毒措施的效果以及人员本身对环境中微生物学质量的影响作出合理评价，还要通过所获得的监测资料进一步证明洁净区环在良好的受控状态下运行。

## 一、洁净区的悬浮粒子数

悬浮粒子是空气净化的直接处理对象。此处所称的悬浮粒子是指既包括固态微粒也包括液态微粒的多分散气溶胶，粒径小于 10μm。

**1. 洁净区悬浮粒子数测试点选择** 悬浮粒子洁净度检测的采样点数目及其布局应根据以下几个方面设置：①空调系统初始验证的结果；②房间（或区域）的大小和布局；③使用的空间；④房间或区域的用途；⑤与暴露产品的距离；⑥人流、物流方向等。

高效过滤器装在末端的空气净化系统及层流罩，在工作区（离地 0.8～1.5m 处）设置监测点；而高效过滤器装在空调器内及末端为亚高效过滤器（效率≥95%）的空气净化系统，除在工作区设置测试点外，还需在每个送风口处（离风口约 0.3m）设置一个测试点。

**2. 洁净区悬浮粒子数监测频率和限度（表 7－3）**

**表 7－3 洁净区悬浮粒子数监测频率（取样计划和限度）**

| 洁净区悬浮粒子数监测的频率和限度要求参考下表洁净度级别进行 | 悬浮粒子最大允许数/立方米 | | | | 建议监测频率 |
|---|---|---|---|---|---|
| | 静态 | | 动态 | | |
| | ≥0.5μm | ≥5μm | ≥0.5μm | ≥5μm | |
| A 级 | 3520 | 20 | 3520 | 20 | 每次使用前后<br>每天使用前后 |
| B 级 | 3520 | 29 | 352000 | 2900 | 每天进行 |
| C 级 | 352000 | 2900 | 3520000 | 29000 | 每周进行 |
| D 级 | 3520000 | 29000 | 不作规定 | 不作规定 | 每月进行 |

**3. 洁净区悬浮粒子数的测试方法**

（1）仪器 为了掌握整个生产过程中的空气悬浮粒子状况，通常将监测活动安排在操作开始前、操作进行中及操作结束后三个阶段进行，在 A 级区内对空气悬浮粒子最好进行连续性监测。使用的悬浮粒子计数器经校验合格且在校验有效期内。目前，用于洁净环境中空气悬浮粒子监测的仪器多为光散射粒子计数器。

注意事项：①严格按照仪器生产商要求操作和使用设备；②事先确认洁净区通风系统运行平稳后，方可进行取样；③监测单向流时，将计数器取样口正向对着气流方向；监测紊流时，宜将取样口垂直朝上；④监测系统的选择还应考虑生产操作中物料（例如有活的生物体或放射性药品的操作）带来的风险；⑤在确认级别时，应使用采样管较短的便携式尘埃粒子计数器，以避免在远程采样系统长的采样管中≥10μm 尘粒的沉降；⑥监测结果超标要进行调查和评估。

（2）取样 将待测仪器放在一个稳定的平台上，取样口置于取样点合适的高度（0.8～1.5m），开始采样。每个房间的总采样次数不得少于 5 次，每次采样量应≥28.3L。

建议在空调系统验证时进行静态测试，而在日常监测时进行动态监测（D 级区域除外）。原因如下：①空调系统验证着重于确认系统完整性，如高效过滤器有非常轻微的损坏，但损坏产生的微粒泄漏量又能满足该级别动态的标准，这样损坏的高效过滤器就不会被发现。②日常监测是着重满足于生产需要，而生产是动态的，进行动态的检测才真正具有代表性。③对于D级区域的日常监测可以在静态进行，如必要（如偏差调查或其他的一些验证需要），可以进行动态测试。

（3）结果评估　一般的悬浮粒子计数器提供的是换算过的悬浮粒子的浓度，单位为：个/$m^3$。如果悬浮粒子计数器提供的结果为个，则需换算为悬浮粒子的浓度。例如某点再一次采样获得的数据为：100个，采样量是1立方英尺，则其浓度应为：100个/28.3L=3534个/$m^3$。

每一洁净区（或区域）的悬浮粒子浓度数据应按下述步骤做95%置信区间计算：

$A = (C_1 + C_2 + \cdots + C_n)/n$

A：某一采样点的平均悬浮粒子的浓度（个/$m^3$）；

C：某一点某次采样的悬浮粒子的浓度（个/$m^3$）；

$n$：某一采样点的采样次数。

$M = (A_1 + A_2 + A_3 + \cdots\cdots + A_L)/L$

M：洁净区（或区域）内所有取样点的悬浮粒子浓度；

L：洁净区（或区域）内所有取样点数目。

$SE = \{[(A_1 - M)2 + (A_2 - M)2 + \cdots + (A_L - M)2]/(L-1)\}1/2$

$UCL = M + t * SE$

SE：洁净区（或区域）内所有取样点的悬浮粒子浓度的标准偏差（个/$m^3$）；

UCL：结净区（或区域）内所有取样点的悬浮粒子浓度95%置信上限（个/$m^3$）；

t：95%置信区间上的1分布系数：

| L | 2 | 3 | 4 | 5 | 6 | 7 | 8 | 9 | >9 |
|---|---|---|---|---|---|---|---|---|---|
| 1 | 6.31 | 2.92 | 2.35 | 2.13 | 2.02 | 1.94 | 1.90 | 1.86 | …… |

注：当某一洁净区（或区域）内的取样点超过9个，则无需进行95%置信区间计算，而取所有点的平均值作为最终结果。

（4）偏差纠正　一旦发现监测结果超标，一般可以采取以下行动进行调查和评估；回顾最近一次的空气微生物的检测结果；回顾最近一次的表面微生物的检测结果；检查人员的更衣程序是否正确；检查空调系统的运行情况；检查空调系统过滤器装置的完整性；检查是否有明显的产生悬浮粒子的源头；必要时空调系统需要重新验证。

**3. 洁净区悬浮粒子数的趋势分析**　通常每年对洁净区悬浮粒子数进行趋势分析。如果发现空调系统在逐步变差，应立即通知质量和工程等部门，并共同展开调查，根据调查结果采取相应的行动对系统进行纠正。

## 二、洁净区的微生物监测

洁净区的微生物监测包括空气微生物监测、表面微生物监测以及人员监测。

空气微生物测定的目的是确定浮游的生物微粒浓度和生物微粒沉降密度，以此来判断洁净区是否达到规定的洁净度。因此，空气微生物的测定有浮游菌和沉降菌两种测定方法。

表面微生物也是可能的污染源。在生产时，有的表面会直接接触产品（比如设备表面），有的表面虽然不直接接触产品的表面（比如墙面、地板等），也可能通过空气污染产品。因此，应该监测所有的区域，而不仅仅局限于直接接触产品的设备表面。

人是洁净区环境的最大污染源。人员的数量和活动量将直接影响着整个洁净区的环境质量，人身上有大量的微生物。因为人员几乎涉及所有的生产步骤，所以对人员进行微生物监测是至关重要的。

### （一）空气微生物监测

根据中国国家标准 GB－T 16293－2010《医药工业洁净室（区）浮游菌的测试方法》和 GB—T 16294－2010《医药工业洁净室（区）沉降菌的测试方法》规定，这两种方法可以并存，沉降菌和浮游菌可以同时测试，也可任选。

浮游菌的测试点选择可以与洁净区悬浮粒子数监测的一致。

沉降菌的测试点应布置在有代表性的地方和气流扰动较小的地方。

**1. 洁净区空气微生物监测的限度要求** 洁净区空气微生物监测的限度要求见表 7－4。

表 7－4 洁净区空气微生物监测的限度要求

| 洁净度级别 | 浮游菌 cfu/$m^2$ | 沉降菌（Φ90mm）cfu/4 小时 |
|---|---|---|
| A 级 | <1 | <1 |
| B 级 | 10 | 5 |
| C 级 | 100 | 50 |
| D 级 | 200 | 100 |

注：表中各数值均为平均值。

**2. 洁净区空气微生物测试方法** 洁净区空气微生物测试必须在动态下监测。

使用校验合格且在校验有效期内的空气浮游微生物采样器采样，可以选择预倾注平皿，也可以选择自制平皿。对于浮游菌采样，将测试仪器放在一个稳定的平台上，取样口置于取样点的合适高度（0.8～1.5m），开始采样。

对于沉降菌采样，用无菌容器（如不锈钢储物盒）将预先培养的无菌平皿带至待监测区；监测时记下平皿打开的起始时间和结束时间、并在碟底面上标明监测点等信息；将培养皿按采样点位置放好后，打开培养皿盖，使培养基表面暴露经验证的时间后，将培养皿盖盖上收集好。

**知识链接**

**浮游菌采样器**

浮游菌采样器一般采用撞击法机理，可分为狭缝式采样器、离心式或针孔式采样器。狭缝式采样器由内部风机将气流吸入，通过采样器的狭缝式平板，将采集的空气喷射并撞击到缓慢旋转的平板培养基表面上，附着的活微生物粒子经培养后形成菌落。离心式采样器由于内部风机的高速旋转，气流从采样器前部吸入从后部流出，在离心力的作用下，空气中的活微生物粒子有足够的时间撞击到专用的固形培养条上，附着的活微生物粒子经培养后形成菌落。针孔式采样器是气流通过一个金属盖吸入，盖子上是密集的经过机械加工的特制小孔。通过风机将收集到细小的空气流直接撞击到平板培养基表面上．附着的活微生物粒子经培养后形成菌落。

将浮游菌或沉降菌采样的所有培养皿培养。

**3. 结果评估** 对每个培养皿的菌落数进行计数，通常按照表 7－5 报告最终结果。

表 7－5　培养皿菌落数报告方法

| 级别 | 报告方法 |
|---|---|
| A、B、C | 对每个培养皿的菌落数进行计数并报告最终结果 |
| D | 以每个洁净室或洁净区所有采样点的平均值报告最终结果 |

一旦发现空气微生物监测结果超标，要进行调查和评估。定期（通常每年）对洁净区空气微生物监测结果进行趋势分析。如果发现结果在逐步变差，应立即通知质量、生产和工程等部门，并共同展开调查。根据调查结果采取相应的行动对系统进行纠正。

### （二）洁净区表面微生物监测

除了用空气微生物取样来监测生产环境的微生物负荷外，表面监测也用来监测生产区域表面以及设备和产品接触表面的微生物量。监测的方法必须考虑取样的准确性和代表性，基本的监测方法包括接触碟、擦拭法以及表面冲洗法，每种提供的数据都可以用于产品质量的评价，测试方法可以定性和定量。表面微生物测定的目的是确定洁净区中物体（包括工作服）表面微生物污染的程度以及洁净区消毒的效果，通常采用直接接触法取样。

**1. 洁净区微生物测试点选择**　表面微生物监测的采样点数目及其布局应根据以下几个方面设置：空调系统初始验证的结果；房间（或区域）的大小和布局；房间（或区域）的用途；与暴露产品的距离；人流、物流方向等。

一般来说，对于同一洁净区或区域，每个相同的取样物体应在其不同的地方采两个样。如墙面两个采样点，地面两个采样点等。

**2. 洁净区表面微生物监测的限度**　洁净区表面微生物监测的限度参考表 7－6 进行。

表 7－6　洁净区表面微生物监测的限度

| 洁净度级别 | 表面微生物 | |
|---|---|---|
| | 接触碟（Φ55mm）cfu/碟（cfu/25cm²） | 5 指手套 cfu/手套 |
| A 级 | <1 | <1 |
| B 级 | 5 | 5 |
| C 级 | 25 | － |
| D 级 | 50 | － |

**3. 洁净区表面微生物监测的频率**　通常洁净区表面微生物监测的频率参考表 7－7 进行。

表 7－7　洁净区表面微生物监测频率

| 取样类型 | 取样方法 | 动态生产中 | | | |
|---|---|---|---|---|---|
| | | A 级 | B 级（作为 A 级背景） | B 级（不作为 A 级背景 | C 级 |
| 表面及设备检测 | 棉签法/接触平皿法 | 所有点每批结束时或每天一次（取频率较大者） | 所有点每天一次 | 所有点每天一次 | 每周一次 |
| 接触产品表面 | 棉签法 | 所有点每批结束时 | 无规定 | 无规定 | 无规定 |

**4. 洁净区表面微生物测试方法**　洁净区表面微生物测试必须在动态下监测。

（1）仪器与材料　如使用自制培养基，则须按照《中国药典（2020 年版）四部》通则 1101 无菌检查法和《药品 GMP 指南》中培养基的配制方法的规定，制备营养琼脂培养基，灭菌并制备成 Φ90mm 的培养皿。

（2）取样　表面微生物监测用于表面菌监测，基本的方法包括接触平皿法、棉签取样法和表面冲洗法。表面微生物监测的方法可以提供定量、定性信息。取样人员于取样前检查琼脂平皿。不能使用已被微生物污染的、水汽过多的、过于干燥或分装不均的平皿。几种取样方法比较见表7-8。

**表7-8　表面微生物监测取样方法比较**

| 取样方法 | 表面微生物监测方法 | 监测方法优缺点 |
| --- | --- | --- |
| 接触平皿法 | 通常的碟子为直径50~55mm，培养基充满碟子并形成圆顶，取样面积一般约为25cm²。培养基可以根据使用添加中和剂。取样时，打开碟盖，无菌培养基表面与取样面直接接触，均匀按压接触碟底板，确保全部琼脂表面与取样点表面均匀充分接触，再盖上碟盖。取样后，需要立即用适当的消毒剂擦拭被取样表面，以除去残留琼脂 | 操作简单并且能提供定量结果，因此，接触平皿法被广泛采用。它适用于对平整的有规则性表面进行取样监测<br>该方法有以下局限性：不适用于不规则表面；如果培养基比较湿，会造成微生物的混合和漫延；必须将培养基的残留物从取样点的位置清除干净 |
| 弹性膜法 | 将培养基置于弹性物质表面，和接触平皿的使用是一样的。可以按照既定的取样面积决定膜的大小，将膜贴到平整的表面。培养和技术方法同接触平皿法 | 该方法有以下局限性：不适用于不规则表面；如果培养基比较湿，会造成微生物的混合和漫延；必须将培养基的残留物从取样点的位置清除干净 |
| 棉签擦拭法 | 棉签头在取样前应先行浸湿（通常为无菌生理盐水或0.1%的蛋白胨溶液约50ml），取样时，握住棉签柄，以约30°角与取样表面接触. 缓慢并充分擦拭，取样面积24~30cm²（可用特定的无菌模板确定擦拭面积），然后将取样头折断放入上述溶液内，充分振荡，再用平皿涂布法或铺平板法计数。如果棉签头的材料为藻酸钙，则要用稀的盐溶液作为稀释剂（如1%柠檬酸钠溶液），这样才能让棉签头完全溶解 | 该方法有以下局限性：取样的技术对结果的影响很大；需要样品培养的操作<br>适用于平皿接触法不适用的设备和不规则表面的取样<br>与接触碟法相比，因擦拭取样的面积一般约为25cm²，故擦拭法也属于定量检测方法 |
| 表面冲洗法 | 当需要确定设备内表面的生物载荷时，或面积较大时采用该法。用无菌水来冲洗内表面，然后收集、膜过滤后，得到定量结果 | 当需要确定设备内表面的生物载荷或面积较大时采用该法<br>该方法有以下局限性：需要大量的人工操作；取样的技术、取样程序对结果的影响很大 |

（3）结果评估　对每个培养皿的菌落数进行计数，并通常按照表7-9报告最终结果。

**表7-9　培养皿菌落数报告方法**

| 级别 | 报告方法 |
| --- | --- |
| A、B、C | 对每个培养皿的菌落数进行计数并报告最终结果 |
| D | 以每个洁净室或洁净区所有采样点的平均值报告最终结果 |

（4）偏差纠正　一旦发现表面微生物监测结果超标，可以采取以下行动进行调查和评估：检查取样和样品的处理是否正确，包括取样人员的资质是否确认；回顾最近一次的悬浮粒子数的检测结果；回顾最近一次的空气微生物的检测结果；检查人员的更衣程序是否正确；检查清洁设备和消毒剂的质量；查看操作员工的培训记录。

（5）洁净区表面微生物的趋势分析　定期（通常每年）应对洁净区表面微生物数进行趋势分析。如果发现表面微生物有增加的趋势，应立即通知质量和工程等部门，并共同展开调查。根据调查结果采取相应的行动对系统进行纠正。

### （三）人员监测

人员是无菌环境的最主要的污染源，因此无菌区人员的选择及培训非常重要。所有相关人员应有更衣资质并定期做更衣监测，无菌区的全体人员每年应进行一次再培训和资格的再确认，人员检测的方法与表面微生物检测方法中的接触碟法相同。除此之外，所有人员每年至少应参加一次模拟分装。所有的再培训和资格再确认的文件都应存档，作为员工档案的一部分保存。

答案解析

**即学即练 7-2**

A 级洁净区的悬浮粒子监测频率为（　）。

A. 每天使用前后　B. 每周一次　C. 每月一次　D. 每半月一次

# 任务 7-3　制药用气体的监测

PPT

《药品生产质量管理规范（2010 年修订）》没有对制药用气体（如压缩空气，二氧化碳和氮气等）的质量有专门的规定。然而考虑到一些气体（如压缩空气）在药品的生产上经常会与药品直接接触，故通常应对其质量进行监测。

## 一、制药用气体的监测

**1. 测试点的选择**　制药用气体的监测频率和测试点的选择根据药品的性质不同而不同。一般来说，对于无菌制剂或无菌工艺来说，由于气体必须经过终端无菌过滤并且定期地对过滤器的完整性进行测试，因此无需对制药气体的微生物质量进行日常监测。对于非无菌的产品或无菌制剂的一些组分生产来说，由于没有采取终端无菌过滤，所以应对制药用气体的微生物质量进行日常监测。

在完成制药用气体的系统的初始验证后，无需对每个使用点都进行监测。取样点可自己定义，但在总气源点或进入生产前的总分布点应该考虑选择。无论怎样选择，都应在相应的标准操作规程中定义并说明。

**2. 检测方法**　市场上有专门出售制药气体微生物测试的仪器，主要的原理有撞击法和过滤法。可以按照需求选择合适的仪器，并按照仪器的说明书进行测试。

**3. 限度及偏差纠正**　一般来说，制药用气体的微生物限度应与其所在的洁净区相应级别要求的微生物限度一致。如在 D 级洁净区的制药用气体的微生物限度应为 200cfu/ml，也可参考 ISO 8573—2001 压缩空气制订相应的限度。

一旦有微生物异常结果或偏差出现，应进行调查并采取相应措施进行控制。定期对制药用气体的微生物质量进行趋势分析，如果发现微生物有增加的趋势，应立即通知质量和工程等部门，并共同展开调查，根据调查结果采取相应的行动对系统进行纠正。

## 二、微生物培养及计算

**知识链接**

培养基的选择

环境监测用培养基的类型和培养条件取决于所选用的检测方法，但必须具有广谱性。通常，营养琼脂（NA）或大豆胰蛋白胨琼脂（TSA）培养基属于全能型培养基，此类培养基适用于多数环境微生物（包括真菌）的分离生长。但是，对专用于酵母菌分离生长的特定培养基，仍应另行选择，如玫瑰红钠琼脂、萨布罗（Sabourauds）培养基等都是常用的真菌培养基。如果被监测环境中使用过消毒剂或有抗生素，则要向表面监测用培养基中加一些添加剂（聚山梨酯80、卵磷脂、偶氮凝集素或13-内酰胺酶等），以中和或尽量减少消毒剂或抗生素的抗菌作用。例如，在对非抗生素生产级区环境设施表面监测时，通常是在营养琼脂（NA）或大豆胰蛋白胨琼脂（TSA）培养基内添加0.7%的聚山梨酯80和0.1%的卵磷脂。

**1. 培养基的选择** 一般来说，微生物测试应选择在《中国药典》规定的培养基进行。考虑到药品的生产和质量与国际接轨的需要，也可以根据各自公司的情况选择其他国家药典收载的培养基进行微生物监测的培养，但所有使用的培养基都应按照《中国药典（2020年版）》的要求进行质量控制。

应对环境监测用微生物培养基进行验证，验证其在适当的时间和温度条件下检出真菌（包括酵母菌和霉菌）和细菌的能力。用于环境监控的培养基，首先应检查其可靠地恢复微生物生长的能力。所有配制好的培养基，通常应按灭菌批进行培养基灵敏度试验。

**2. 微生物培养和计算** 一般来说，微生物的培养只针对总菌落数。而有些时候需要将总细菌数和总真菌数分开报告，此时有三种培养及计算方式可以参考表7-10。

表7-10 微生物培养和计算方式

| 序号 | 培养方式 | 计算方式 |
|---|---|---|
| 1 | 分别对总细菌数和总真菌数进行采样，即在每个取样点分别使用细菌培养基和真菌培养基进行采样，并且分别按照要求进行培养。细菌培养温度为30~35℃，培养3天；真菌培养温度为23~28℃，培养5天 | 分别计数、分别报告或加和报告总菌落数 |
| 2 | 每个采样点使用总菌落培养基进行采样，先在30~35℃培养3天，获得总细菌数，然后再将其置于23~28℃培养5天，获得总真菌数 | 分别在同一培养皿上计数，分别报告或加和报告总菌落数 |
| 3 | 每个采样点使用总菌落培养基进行采样，选择在一个比较适合细菌和真菌同时繁殖的温度和时间进行培养，如在25~30℃培养5天 | 分别在同一培养皿上计总细菌数和总真菌数，分别报告或加和报告总菌落数 |

## 三、行动值和警告值

在环境监测的计划中应明确规定行动值和警告值。

行动值的规定应符合本国GMP的规定。各企业也可根据自身供应市场所在地相关GMP的要求制定更为严格的规定。关于警告值的选择没有固定的做法，各企业可根据本企业的具体情况及历史数据自己制定。对于一个新的系统或系统的历史数据不全的情况下，警告值一般设定为行动值的50%。例如：纯化水的行动值为100cfu/ml，对于新系统警告值应为50cfu/ml。

当根据历史数据（至少一年的数据）设定警告值时，这里通常采用一个已经被成功应用于制药企业的方法，即阈值法。

警告值应按以下的定义计算：

- 所有历史数据的95%位于警告值以下，而5%大于或等于警告值；
- 计算的结果如果不是整数，取整至下一个整数；
- 所有数据应按照数值从小到大排序；
- 警告值必须最低为行动值的10%，最高为行动值的50%。即：如果计算出的警告值低于行动值的10%，则取行动值的10%为警告值；如果计算出的警告值高于行动值的50%，则取行动值的50%为警告值。（当然，如果计算出的警告值高于行动值的50%，说明系统有可能存在风险，需要进行调查纠正。）

## 实例分析 7－1

**实例**　药厂上一年纯化水的监测总共进行了 288 次测试，所有结果如下表所述。

| 序列号 | 结果 | 警告值确认 |
| --- | --- | --- |
| 288 | 0 | |
| 287 | 0 | |
| 286 | 0 | |
| 285 | 0 | |
| ⋮ | ⋮ | ⋮ |
| 19 | 11 | |
| 18 | 12 | |
| 17 | 13 | |
| 16 | 13 | |
| 15 | 14 | |
| 14 | 15 | |
| 13 | 20 | |
| 12 | 21 | |
| 11 | 22 | |
| 10 | 20 | 警告值 X |
| 9 | 23 | |
| 8 | 25 | |
| 7 | 25 | |
| 6 | 25 | |
| 5 | 26 | |
| 4 | 28 | |
| 3 | 31 | |
| 2 | 33 | |
| 1 | 40 | |

答案解析

**问题**　今年此药厂的纯化水总菌落数的警告值设定为多少合适？

## 四、数据管理

定期回顾、分析环境监测的数据有助于评估生产能力的稳定性及环境控制的情况。由于数据量非常大，所以通常采用可追踪的电子系统来记录环境监测的数据。如果采用专门的软件，在使用前，应对此系统进行验证、确认。

**1. 数据收集**　日常监测的数据应录入到统一模式的数据库中。记录的信息通常包含以下内容：监控日期、取样位点、取样方法、结果、菌种鉴别的结果、产品批号信息。在进行数据分析前，必须保证数据的完整性。

**2. 数据分析和报告**　定期总结不同级别房间、不同位点、不同人员的数据，并且作趋势分析。如果发现微生物有增加的趋势，应立即通知质量、生产和工程等部门，并共同展开调查。根据调查结果采取相应的行动对系统进行纠正。

答案解析

**即学即练 7-3**

在环境监测的计划中应明确规定（　）。

A. 行动值　　B. 警告值　　C. 行动值和警告值　　D. 行动值或警告值

## 目标检测

答案解析

### 一、选择题

（一）A 型题（最佳选择题）

1. 以下关于制药用气体的检测说法不正确的是（　）。
   A. 一般来说，对于无菌制剂或无菌工艺来说，由于气体必须经过终端无菌过滤并且定期对过滤器的完整性进行测试，因此无需对制药气体的微生物质量进行日常监测
   B. 对于非无菌的产品或无菌制剂的一些组分生产来说，由于没有采取终端无菌过滤，所以应对制药用气体的微生物质量进行日常监测
   C. 如果发现制药气体微生物有增加的趋势，应立即通知质量部门展开调查，不必通知生产和工程等部门
   D. 在完成制药用气体的系统的初始验证后，无需对每个使用点都进行检测
2. 以下为人员监测取样位点的关键部位的是（　）。
   A. 手套　　B. 操作服表面
   C. 手套和操作服表面　　D. 洁净鞋
3. （　）是空气净化的直接处理对象。
   A. 悬浮粒子　　B. 空气浮游菌　　C. 沉降菌　　D. 大肠埃希菌
4. 当某一洁净区（或区域）内的取样点超过（　）个，则无需进行 95% 置信区间的计算，而取所有点的平均值作为最终结果。
   A. 8　　B. 9　　C. 10　　D. 11
5. 一般来说，洁净区微生物测试点的选择，对于同一洁净区或者区域，每个相同的取样物体应在其不同的地方采（　）个样。
   A. 2　　B. 3　　C. 4　　D. 5
6. 饮用水菌落总数限度为（　）。一旦发现监测结果超标，要进行调查和评估，根据调查结果采取相应的行动对系统进行纠正。
   A. 500cfu/ml　　B. 300cfu/ml　　C. 200cfu/ml　　D. 1000cfu/ml
7. 以下关于薄膜过滤法的说法不正确的是（　）。
   A. 过程水和纯化水菌落总数的测试可以根据本厂的情况选择倒平皿法和薄膜过滤法
   B. 一般来说，将监测水样量放大，此时可以选择倒平皿法

C. 薄膜过滤法使用的过滤系统在使用前应该保持无菌

D. 将所有的培养皿倒置在30~35℃中培养

8. 清洁蒸汽的检测频率建议关键点（ ）。

A. 每月一次 B. 两个月一次 C. 六个月一次 D. 每周一次

9. 注射用水菌落总数限度为（ ）。

A. 每100ml不超过10个 B. 每1ml不超过100个

C. 每1ml不超过10个 D. 每100ml不超过100个

10. 洁净区的微生物监测在选择位点时可以考虑的因素不包括（ ）。

A. 受微生物污染后，对产品有直接影响的位置

B. 在实际生产中，容易滋生微生物的位置

C. 不容易清洗、消毒的位置

D. 取样应该安排在生产开始时

（二）X型题（多项选择题）

11. 洁净区表面微生物监测的基本监测方法有（ ）。

A. 接触碟法 B. 擦拭法 C. 表面冲洗法

D. 倒平皿法 E. 薄膜过滤法

12. 无菌药品生产所需的洁净区可以分为（ ）级别。

A. A级 B. B级 C. C级

D. D级 E. B+A级

13. 以下关于洁净区的环境监测，说法正确的是（ ）。

A. 应根据药品品种、生产操作要求及外部环境状况配制空调净化系统

B. 洁净区与非洁净区之间、不同洁净区之间的压差应不低于5帕斯卡

C. 洁净区的设计必须符合相应的洁净度要求，包括达到“动态”和“静态”的标准

D. 生产操作全部结束、操作人员撤出生产现场经过15~20分钟（指导值）自净后，洁净区的悬浮粒子应达到表中的“静态”标准

E. 根据洁净度级别和空气净化系统确认的结果及风险评估，对洁净区的悬浮粒子确定取样点并进行日常动态监测

14. 一旦发现人员微生物监测结果超标，可以采取以下（但不局限于）行动进行调查和评估（ ）。

A. 评估人员可能对产品的污染 B. 审核灭菌数据

C. 审核其他区域环境监测数据 D. 评估操作人员的培训情况

E. 鉴定污染菌（人员或环境）

15. 以下关于洁净区表面微生物测试的取样方法说法正确的是（ ）。

A. 接触平皿法有局限性，不适用不规则表面

B. 弹性膜法是将培养基置于弹性物质的表面，和接触平皿法的使用是一样的

C. 棉签擦拭法属于定量检测方法

D. 棉签擦拭法和平皿法一样，适用于设备和不规则表面的取样

E. 当需要确定设备内表面的生物载荷或者面积较大时采用本法

## 二、综合问答题

1. 请简要回答洁净区悬浮粒子数监测频率和限度要求。
2. 请简要回答洁净区空气微生物监测的限度要求及洁净区表面微生物监测的限度。

书网融合……

知识回顾　微课 1　微课 2　习题

# 项目八　分析方法的验证、确认和转移

## 学习引导

《药品生产质量管理规范（2010 年修订）》对分析方法的验证和确认做出了以下严格的规定。第一百三十八条：企业应当确定需要进行的确认或验证工作，以证明有关操作的关键要素能够得到有效控制，确认或验证的范围和程度应当经过风险评估来确定。第一百三十九条：企业的厂房、设施、设备和检验仪器应当经过确认，应当采用经过验证的生产工艺、操作规程和检验方法进行生产、操作和检验，并保持持续的验证状态。第一百四十条：应当建立确认与验证的文件和记录，并能以文件和记录证明达到以下预定的目标：①设计确认应当证明厂房、设施、设备的设计符合预定用途和本规范要求；②安装确认应当证明厂房、设施、设备的建造和安装符合设计标准；③运行确认应当证明厂房、设施、设备的运行符合设计标准；④性能确认应当证明厂房、设施、设备在正常操作方法和工艺条件下能够持续符合标准；⑤工艺验证应当证明一个生产工艺按照规定的工艺参数能够持续生产出符合预定用途和注册要求的产品。第一百四十一条：采用新的生产处方或生产工艺前，应当验证其常规生产的适用性。生产工艺在使用规定的原辅料和设备条件下，应当能够始终生产出符合预定用途和注册要求的产品。第一百四十二条：当影响产品质量的主要因素，如原辅料、与药品直接接触的包装材料、生产设备、生产环境（或厂房）、生产工艺、检验方法等发生变更时，应当进行确认或验证。必要时，还应当经药品监督管理部门批准。第一百四十五条：企业应当制定验证总计划，以文件形式说明确认与验证工作的关键信息。第一百四十六条：验证总计划或其他相关文件中应当作出规定，确保厂房、设施、设备、检验仪器、生产工艺、操作规程和检验方法等能够保持持续稳定。第一百四十七条：应当根据确认或验证的对象制定确认或验证方案，并经审核、批准。确认或验证方案应当明确职责。第一百四十八条：确认或验证应当按照预先确定和批准的方案实施，并有记录。确认或验证工作完成后，应当写出报告，并经审核、批准。确认或验证的结果和结论（包括评价和建议）应当有记录并存档。第一百四十九条：应当根据验证的结果确认工艺规程和操作规程。

为什么要进行分析方法的验证和确认？什么是分析方法的转移？三者之间的关系如何？

本项目主要介绍分析方法的验证、确认以及方法转移的目的、范围、要求、内容和方法。

**学习目标**

1. **掌握** 方法验证、确认、转移的目的、适用范围、内容和方法。
2. **熟悉** 方法验证、确认、转移的实施方案。
3. **了解** 方法验证、确认、转移的管理。

# 任务 8－1 分析方法验证和确认的意义

PPT

## 一、分析方法验证和确认的意义

**1. 分析方法验证和确认的意义** 只有经过验证或确认的分析方法，才可以用于物料和产品的检验以及清洁验证。检验方法必须经过验证或确认是物料和产品放行的前提之一。因为只有经过验证或确认的分析方法才可以可靠、有效地用于控制药品的内在质量。

分析方法是为完成检验项目而设定和建立的测试方法，它详细描述了完成分析检验的每一步骤。一般包括分析方法原理，仪器及仪器参数，试剂、供试品溶液与对照品溶液等的制备、测定，计算公式及限度要求等。

不同分析方法各有特点，同一分析方法可用于不同的检验项目，但验证内容会有不同。例如，采用高效液相色谱法进行药品的鉴别和杂质定量检验，两检验项目在方法验证时要求不同。前者重点要求验证专属性，而后者则需要重点验证专属性、准确度和定量限。

**2. 分析方法验证和确认的适用范围** 适用于：①化学药品（包括物料和产品）的理化分析方法和仪器分析方法的验证与确认；②清洁验证方法的验证。不适用于：①化学药品的微生物方法；②生物制品分析方法验证。

## 二、国内外针对分析方法验证或确认、转移的相关指南

表 8－1 列出了国内外针对分析方法验证或确认、转移的相关指南。

**表 8－1 分析方法确认、转移或验证相关指南**

| 机构或组织 | 文件名称 |
|---|---|
| 美国药典（USP） | <1224> Transfer of analytical procedures. 方法转移 |
| | <1225> Validation of compendial procedures 方法验证 |
| | <1226> Verification of compendial procedures 方法确认 |
| 人用药品注册技术要求国际协调会（ICH） | Q2（R1） Validation of analytical procedures Q2（Rl） 分析方法验证 |
| 中国药典（2020 年版） | 9099 分析方法确认指导原则 |
| | 9100 分析方法转移指导原则 |
| | 9101 分析方法验证指导原则 |

知识链接

**分析方法的验证、确认、转移的适用范围、目的和发起时机汇总表**

| 内容 | 适用范围 | 目的 | 发起时机 |
|---|---|---|---|
| 方法验证 | 1. 采用新的检验方法<br>2. 检验方法需变更的<br>3. 采用《中华人民共和国药典》及其他法定标准未收载的检验方法<br>4. 法规规定的其他需要验证的检验方法 | 证明采用的方法适合相应检测要求 | 1. 建立质量标准时<br>2. 在药品生产工艺变更、制剂的组分变更、原分析方法修订时 |
| 方法确认 | 1. 不需要进行验证的检验方法<br>2. 药典方法和其他法定方法 | 确认方法在本实验室条件的适用性 | 在实验室批准使用该方法前 |
| 方法转移 | 将分析方法由 A 实验室转移到 B 实验室 | 确认采用的方法在 B 实验室条件下的适用性 | 在 B 实验室批准使用该方法前 |

# 任务 8－2　分析方法验证

PPT

## 一、方法验证的目的和原则

**1. 方法验证的目的**　方法验证（analytical method validation）就是根据检验项目的要求，预先设置一定的验证内容和验证标准要求，并通过设计合理的实验来验证所采用的分析方法是否符合检验项目的要求。

分析方法验证的目的是证明建立的方法适合于相应检测要求。

**2. 方法验证的范围**

（1）建立质量标准时，应对分析方法中的各检验项目进行完整的验证。

（2）当药品生产工艺变更、制剂的组分变更、原分析方法修订时，可根据变更的内容决定对分析方法进行部分验证还是完整的验证。

当原料药合成工艺发生变更时，可能引入新的杂质，杂质检查方法和含量测定方法的专属性就需要进行验证，以证明有关物质检查方法能够检测新引入的杂质，且新引入的杂质对主成分的含量测定应无干扰。

当质量标准中某一项目分析方法发生部分改变时，如采用高效液相色谱法测定含量时，检测波长发生改变，则需要重新进行检测限、定量限、专属性、准确度、精密度、线性等内容的验证，证明修订后的分析方法的合理可行。

当变更达到一定程度时，则需要完整的验证。如分析方法完全改变，则应按新方法进行完整的验证。

**3. 方法验证的一般原则**　通常情况下，分析方法需进行方法验证。对于仅需按照实验室日常测试操作步骤即可测定的检验项目不需要进行验证，如外观、崩解时限、密度、重量、pH 值、炽灼残渣、装量等。方法验证的内容应根据检验项目的要求，结合所采用分析方法的特点确定。同一分析方法用于不同的检验项目会有不同的验证要求。

## 二、方法验证的项目和指标

**1. 验证项目** 检验项目是为控制药品质量，保证药品安全、有效而设定的测试项目。根据检验项目的设定目的和验证内容的不同要求，需验证的检验项目分为四类：鉴别试验；杂质的限度检查；杂质的定量测定；含量测定，包括原料药或制剂中有效成分的含量，制剂中其他成分（如防腐剂等）的含量，溶出度与释放度等检查中的溶出量，以及含量均匀度。

除此之外还有一些物理项目的检测，如粒径分布、旋光度、熔点和硬度，其要求与其他检验项目有所不同，通常其分析方法验证应有不同的要求。

鉴别的目的在于判定被分析物是目标化合物而非其他物质。用于鉴别的分析方法要求具有较强的专属性和耐用性。

杂质检查主要用于控制主成分以外的杂质，如无机杂质、有机杂质等。杂质检查分为限度检查和定量测定两部分。用于限度检查的分析方法验证侧重专属性、检测限和耐用性。用于定量测定的分析方法验证强调专属性、准确度、精密度、线性、范围、定量限和耐用性。

含量测定对准确度要求较高，因此所采用的分析方法要求具有一定的专属性、准确度和线性等要求。

**2. 验证指标** 验证的指标有专属性、准确度、精密度（包括重复性、中间精密度和重现性）、检测限、定量限、线性、范围和耐用性。在分析方法验证中，需用标准物质进行试验。由于分析方法具有各自的特点，并随分析对象而变化，因此需要视具体情况拟订验证的指标。表 8－2 中列出的分析项目和相应的验证指标可供参考。

**表 8－2 检验项目和验证内容**

| 指标 / 项目 | 鉴别 | 杂质测定 | | 含量测定<br>特性参数<br>含量或效价测定 |
|---|---|---|---|---|
| | | 定量 | 限度 | |
| 专属性② | + | + | + | + |
| 准确度 | - | + | - | + |
| 精密度 | | | | |
| 重复性 | - | + | - | + |
| 中间精密度 | - | +① | - | +① |
| 检测限 | - | -③ | + | - |
| 定量限 | - | + | - | - |
| 线性 | - | + | - | + |
| 范围 | - | + | - | + |
| 耐用性 | + | + | + | + |

①已有重现性验证，不需验证中间精密度。
②如一种方法不够专属，可用其他分析方法予以补充。
③视具体情况予以验证。

**即学即练 8－1**

溶出度测定不需要做下列（ ）项目的验证。

A. 准确度　B. 定量限　C. 专属性　D. 线性

答案解析

## 知识链接

**欧盟、世界卫生组织、美国药典、ICH和中国药典（2020年版）方法验证对比表**

| 验证项目 | 鉴别试验 | | | | | 杂质 | | | | | | | | | | 含量测定 | | | | |
|---|---|---|---|---|---|---|---|---|---|---|---|---|---|---|---|---|---|---|---|---|
| | | | | | | 定量测定 | | | | | 限度检查 | | | | | | | | | |
| | EC | WH | US | ICH | Ch.P | EC | WH | US | ICH | Ch.P | EC | WH | US | ICH | Ch.P | EC | WH | US | ICH | Ch.P |
| 精密度 | | | | | | | R | R | R | R | | | | | | R | R | R | R | R |
| 准确度 | | | | | | | R | R | R | R | T | T | T | | | R | R | R | R | R |
| 专属性 | R | R | R | R | R | | R | R | R | R | R | R | R | R | R | R | R | R | R | R |
| 检测限 | | R | | | | | R | | T | T | R | R | R | R | R | | | | | |
| 定量限 | | | | | | | R | R | R | R | | | | | | | | | | |
| 线性 | | | | | | | R | R | R | R | | | | | | R | R | R | R | R |
| 范围 | | | | | | | R | R | R | R | R | R | T | | | R | R | R | R | R |
| 耐用性 | | R | | | R | | R | R | R | R | R | R | R | R | R | | R | R | R | R |
| R=必须验证的参数，T=可视具体检测而定的参数 | | | | | | | | | | | | | | | | | | | | |
| EC：分析方法验证，参照指南，Ⅲ，844/87，最终版，1989年8月（欧洲） | | | | | | | | | | | | | | | | | | | | |
| WH:分析方法验证被用于药物原料的测定中，WHO技术报告系列，1992 | | | | | | | | | | | | | | | | | | | | |
| US:美国药典USP<1225> | | | | | | | | | | | | | | | | | | | | |
| ICH:分析方法验证Q2（R1） | | | | | | | | | | | | | | | | | | | | |
| Ch.P:中国药典（2020年版） | | | | | | | | | | | | | | | | | | | | |

## 三、方法验证内容

方法验证内容主要依据《中国药典（2020年版）》通则9101分析方法验证指导原则。

**1. 专属性**　专属性系指在其他成分（如杂质、降解产物、辅料等）可能存在下，采用的方法能正确测定出被测物的特性。

通常，鉴别反应、杂质检查、含量测定均应考察其专属性。如一种方法不够专属，可由其他分析方法予以补充。例如检测具有旋光特性的活性物质，除采用非手性薄层色谱法或高效液相色谱法外，还应增加旋光度的检查。专属性验证方法见表8-3。

**表8-3　专属性验证方法**

| 检验项目 | 概述 | 验证方法 | 备注 |
|---|---|---|---|
| 鉴别试验 | 鉴别试验用于确认被测成分符合其特征 | 专属性要求证明其能与可能共存的物质或结构相似化合物区分<br>含被测成分的供试品呈正反应，而不含被测成分的供试品以及结构相似或组分中的有关化合物，应均呈负反应 | 对于药品，辅料不得干扰其有效成分的鉴别 |
| 杂质测定（包括限度检查和定量测定） | 作为纯度检查，所采用的分析方法应确保可检出被分析物中杂质的含量测定，如有关物质、重金属、有机溶剂等，因此杂质检查要求分析方法有一定的专属性 | 方法1：在杂质可获得的情况下，可向试样中加入一定量的杂质，考察杂质与共存物质能得到分离和检出，并具有适当的准确度与精密度<br>方法2：在杂质或降解产物不能获得的情况下，专属性可通过测定含有杂质或降解产物的试样，与另一个已验证的方法或药典方法比较结果。或对试样用强光照射、高温、高湿、酸（碱）水解或氧化的方法进行加速破坏，以研究可能的降解产物和降解途径，并比对破坏前后检出的杂质个数。必要时可采用二极管阵列检测和质谱检测，进行峰纯度检查 | |

续表

| 检验项目 | 概述 | 验证方法 | 备注 |
|---|---|---|---|
| 含量测定 | 含量测定的目的是得到试样中被分析物的含量测定或效价的准确结果 | 方法1：在杂质可获得的情况下，可向试样中加入杂质或辅料，考察测定结果是否受干扰，并可与未加杂质和辅料的试样比较测定结果<br>方法2：在杂质或降解产物不能获得的情况下，专属性可通过测定含有杂质或降解产物的试样，与另一个已验证的方法或药典方法比较结果。或对试样用强光照射、高温、高湿、酸（碱）水解或氧化的方法进行加速破坏，用两种方法进行含量测定，比较测定结果。必要时可采用二极管阵列检测和质谱检测进行峰纯度检查，证明含量测定成分的色谱峰中不包含其他成分 | 色谱法和其他分离方法，应附代表性图谱，以说明方法的专属性，并应标明诸成分在图中的位置，色谱法的分离度应符合要求 |

**2. 准确度**　准确度系指用所建立方法测定的结果与真实值或参比值接近的程度，一般用回收率（%）表示。准确度应在规定的线性范围内试验。准确度也可由所测定的精密度、线性和专属性推算出来。

（1）验证方法　在规定范围内，取同一浓度（相当于100%浓度水平）的供试品，用至少6份样品的测定结果进行评价；或设计至少3种不同浓度，每种浓度分别制备至少3份供试品溶液进行测定，用至少9份样品的测定结果进行评价，且浓度的设定应考虑样品的浓度范围。两种方法的选定应考虑分析的目的和样品的浓度范围。

准确度是定量测定的必要条件，因此含量测定、杂质定量测定均需验证准确度。原料药与制剂所用的具体方法见表8－4。

**表8－4　准确度验证方法**

| 检验项目 | 原料药 | 制剂 | 备注 |
|---|---|---|---|
| 含量测定 | 方法1：用已知纯度的对照品或供试品进行测定<br>方法2：用本法所得结果与已知准确度的另一方法测定的结果进行比较 | 方法1：用含已知量被测物的各组分混合物进行测定<br>方法2：如不能得到制剂的全部组分，可向制剂中加入已知量的被测物进行测定<br>方法3：用本法所得结果与已知准确度的另一方法测定的结果进行比较 | 如该分析方法已经测试并求出精密度、线性和专属性，在准确度也可推算的情况下，准确度可不必再做 |
| 杂质的定量测定 | 方法1：可向原料药或制剂中加入已知量的杂质进行测定<br>方法2：如果不能得到杂质或降解产物，可用本法测定结果与另一成熟的方法进行比较，如药典方法或经过验证的方法 | | 在不能测得杂质或降解产物的响应因子或不能测得对原料药的相对响应因子的情况下，可用原料药的响应因子。应明确单个杂质和杂质总量相当于主成分的重量比（%）或面积比（%） |

（2）数据要求　需报告已知加入量的回收率（%），或测定结果平均值与真实值之差及其相对标准偏差或可信限。样品中待测定成分含量和回收率限度关系可参考表8－5。在基质复杂、组分含量低于0.01%及多成分等分析中，回收率限度可适当放宽。加样回收率测定实例见微课1。 e 微课1

**3. 精密度**　精密度系指在规定的测试条件下，同一均匀供试品，经多次取样测定所得结果之间的接近程度。精密度一般用偏差、标准偏差或相对标准偏差表示。

表 8－5　样品中待测定成分含量和回收率限度

| 待测定成分含量 | | 待测定成分质量分数 | | 回收率限度（%） |
|---|---|---|---|---|
| （%） | （ppm 或 ppb） | （mg/g 或 μg/g） | （g/g） | |
| 100 | — | 1000mg/g | 1.0 | 98～101 |
| 10 | 100000ppm | 100mg/g | 0.1 | 95～102 |
| 1 | 10000ppm | 10mg/g | 0.01 | 92～105 |
| 0.1 | 1000ppm | 1mg/g | 0.001 | 90～108 |
| 0.01 | 100ppm | 100μg/g | 0.0001 | 85～110 |
| 0.001 | 10ppm | 10μg/g | 0.00001 | 80～115 |
| 0.0001 | 1ppm | 1μg/g | 0.000001 | 75～120 |
| | 10ppb | 0.01μg/g | 0.00000001 | 70～125 |

精密度与准确度不同，图 8－1 形象地描绘了精密度和准确度之间的差别（P＝精密度，A＝准确度）。精密度体现了多次重复测定同一被分析物时各测定值之间的接近程度，但它不能表达与已建立的真实值或参考值之间的符合程度，后者由准确度来测定。通过一系列的测定值，可以得到良好的精密度，但是由于所用分析方法存在的偏差，所得的平均值不一定与真实值或参考值（请看图 8－1 中左下角的较低的打靶环数）相符，在这种状况下，需要修改方法以消除偏差。二者的详细关系见微课 2。 微课 2

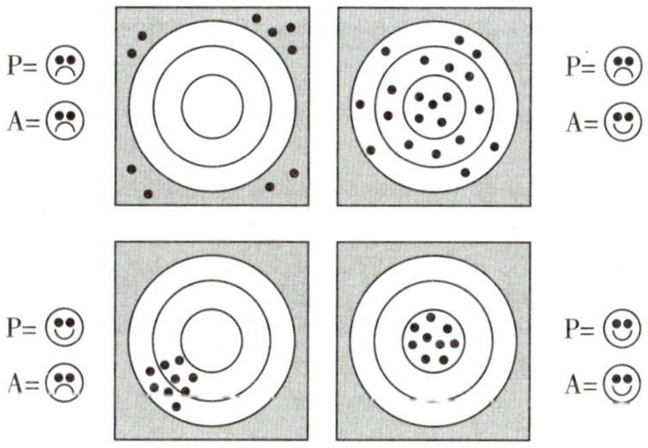


P：精密度；A：准确度

图 8－1　精密度与准确度关系图

（1）验证方法　精密度可从重复性、中间精密度、重现性三个层次考察。验证方法见表 8－6。

表 8－6　精密度验证方法

| 名称 | 定义 | 验证方法 |
|---|---|---|
| 重复性 | 在相同条件下，由同一个分析人员测定所得结果的精密度称为重复性 | 在规定范围内，取同一浓度（分析方法拟定的样品测定浓度，相当于 100% 浓度水平）的供试品，用至少 6 份的测定结果进行评价；或设计至少 3 种不同浓度，每种浓度分别制备至少 3 份供试品溶液进行测定，用至少 9 份样品的测定结果进行评价。采用至少 9 份测定结果进行评价时，浓度的设定应考虑样品的浓度范围 |
| 中间精密度 | 在同一个实验室，不同时间由不同分析人员用不同设备测定结果之间的精密度，称为中间精密度 | 为考察随机变动因素对精密度的影响，应设计方案进行中间精密度试验。变动因素为不同日期、不同分析人员、不同设备 |
| 重现性 | 在不同实验室之间由不同分析人员测定结果之间的精密度，称为重现性 | 法定标准采用的分析方法或在不同实验室之间进行方法转移时，应进行重现性试验。例如建立药典分析方法时，通过协同检验得出重现性结果。协同检验的目的、过程和重现性结果均应记载在起草说明中，应注意重现性试验用的样品本身的质量均匀性和储存运输中的环境影响因素，以免影响重现性结果 |

（2）数据要求　均应报告标准偏差、相对标准偏差或置信区间。

### 实例分析 8－1

**实例**　某化学原料药有关物质精密度重复性验证结果见下表。

| 溶液编号 | 供试品称重（mg） | 含量（%） | 平均值（%） | 相对标准偏差 |
|---|---|---|---|---|
| 1 | 50.41 | 0.2000 | 0.2004 | |
| 2 | 50.39 | 0.2013 | | |
| 3 | 50.27 | 0.2001 | | |
| 4 | 50.35 | 0.1995 | | |
| 5 | 50.38 | 0.2017 | | |
| 6 | 50.33 | 0.1992 | | |

答案解析

**问题**　请判断结果是否符合标准限度。

**4. 检测限**　检测限（LOD）系指试样中的被测物能够被检测出的最低量。药品的杂质测定应通过测试确定方法的检测限。

（1）验证方法　见表 8－7。

**表 8－7　杂质检测限验证方法**

| 检验项目 | 验证方法 |
|---|---|
| 杂质测定 | 方法 1：直观法<br>用已知浓度的被测物，试验出能被可靠地检测出的最低浓度或量<br>方法 2：信噪比法<br>用于能显示基线噪音的分析方法，即把已知低浓度试样测出的信号与空白样品测出的信号进行比较，计算出能被可靠地检测出的最低浓度或量。一般以信噪比为 3∶1 时相应浓度或注入仪器的量确定检测限<br>方法 3：基于响应值标准偏差和标准曲线斜率法<br>按照 LOD＝3.3δ/S 公式计算。式中 LOD：检测限；δ：响应值的偏差；S：标准曲线的斜率。δ 可以通过下列方法测得：①测定空白值的标准偏差；②标准曲线的剩余标准偏差或是截距的标准偏差 |

（2）数据要求　应附测试图谱，说明测试过程和检测限结果。

**5. 定量限**　定量限（LOQ）系指试样中的被测物能够被定量测定的最低量，其测定结果应符合准确度和精密度要求。杂质和降解产物用定量测定方法研究时，应确定方法的定量限。

（1）验证方法　见表 8－8。

**表 8－8　杂质定量限测定验证方法**

| 检验项目 | 验证方法 |
|---|---|
| 杂质测定 | 方法 1：直观法<br>用已知浓度的被测物，试验出能被可靠地定量测定的最低浓度或量<br>方法 2：信噪比法<br>用于能显示基线噪音的分析方法，即把已知低浓度试样测出的信号与空白样品测出的信号进行比较，计算出能被可靠地定量的被测物质的最低浓度或量。一般以信噪比为 10∶1 时相应浓度或注入仪器的量确定定量限<br>方法 3：基于响应值标准偏差和标准曲线斜率法<br>按照 LOQ＝10δ/S 公式计算。式中 LOQ：定量限；δ：响应值的偏差；S：标准曲线的斜率。δ 可以通过下列方法测得：①测定空白值的标准偏差；②标准曲线的剩余标准偏差或是截距的标准偏差 |

（2）数据要求　应附测试图谱，说明测试过程和定量限结果。包括准确度和精密度验证数据。

### 即学即练 8-2

答案解析

应要求的验证指标：

A. 检测限　　B. 定量限　　C. 两者均要求　　D. 两者均不要求

1. 含量测定（　）。
2. 杂质限量检查（　）。
3. 杂质定量测定（　）。
4. 溶出度测定（　）。

**6. 线性**　线性系指在设计的测定范围内，检测结果与试样中被测物的浓度直接呈正比关系的程度。线性是定量测定的基础，涉及定量测定的项目，如杂质定量测定和含量测定均需验证线性。

（1）验证方法　应在规定的测定范围内测定线性关系。可用一贮备液经精密稀释，或分别精密称样，制备一系列供试样品的方法进行测定，至少制备 5 个浓度的供试样品，以测得的响应信号作为被测物浓度的函数作图，观察是否呈线性，用最小二乘法进行线性回归。必要时，响应信号可经数学转换，再进行线性回归计算。

不同分析方法的线性验证和准确度验证需涵盖的最低浓度范围，见表 8-9。

表 8-9　线性验证和准确度验证需涵盖的最低浓度范围

| 检验项目 | 需涵盖的最低浓度范围 |
| --- | --- |
| 原料药和制剂含量测定 | 至少标示量的 80% ~120%（ICH），推荐包含 50% ~150% 的浓度 |
| 制剂含量均匀度 | 至少标示量的 70% ~130%（ICH），推荐包含 50% ~150% 的浓度，根据剂型特点，如气雾剂和喷雾剂，范围可适当放宽 |
| 溶出度或释放度的溶出量测定 | 限度的 ±20%。对于具有不同剂量的同种药品，但测试溶液浓度一样的前提下，只需进行一个剂量的线性试验（应涵盖限度的 ±20%），该试验即可用于该种药品的所有剂量。如规定了限度范围，则应为下限的 -20% 至上限的 +20%。例如：缓释制剂的标准是 1 小时 20%，24 小时后增到 90%，那么验证范围应为标示量的 0 ~110% |
| 杂质的定量测定 | 范围应根据初步实测，拟订为规定限度的 ±20%。如果含量测定与杂质检查同时进行，用百分归一化法，则范围应为杂质规定限度的 -20% 至含量限度（或上限）的 +20%。推荐包含 LOQ 规定限度的 +20% |

（2）数据要求　应列出回归方程、相关系数和线性图。

**7. 范围**　范围系指能够达到一定的精密度、准确度和线性，测试方法适用的高低限浓度或量的区间。

范围应根据分析方法的具体应用和线性、准确度、精密度结果和要求确定，要求见线性内容表 8-9。

**8. 耐用性**　耐用性系指测定条件有小的变动时，测定结果不受影响的承受程度，为使方法可用于常规检验提供依据。

开始研究分析方法时，就应考虑其耐用性。经试验，应说明小的变动能否符合系统适用性试验要求，以确保方法有效。如果通过耐用性研究发现分析方法对某个或某些测试条件敏感或要求苛刻，则建议在方法中予以写明。

知识链接

方法耐用性影响因素示例

| | |
|---|---|
| 典型影响耐用性的变动因素 | 1. 被测溶液的稳定性；2. 样品的提取次数、时间等 |
| 液相色谱法（HPLC）中的典型影响耐用性的变动因素 | 1. 流动相的组成；2. 流动相的 pH 值；3. 不同品牌或不同批号的同类型色谱柱；4. 柱温；5. 流速；6. 其他 |
| 气相色谱法（GC）中的典型影响耐用性的变动因素 | 1. 不同品牌或不同批号的同类型色谱柱；2. 固定相；3. 不同类型的载体；4. 柱温；5. 进样口和检测器温度；6. 其他 |

# 任务 8-3 分析方法确认

PPT

分析方法确认（analytical method verification）是指首次使用法定分析方法时，由现有的分析人员或实验室对分析方法中关键的验证指标进行有选择性的考察，以证明方法对所分析样品的适用性，同时证明分析人员有能力使用该法定分析方法。

## 一、适用范围

适用于：物料和产品中不需要进行验证的检验方法以及药典方法和其他已验证的法定标准。通过方法确认来证明方法在本实验室条件下的适用性。

不适用于：实验室日常测试操作步骤不需要进行方法确认，例如（包括但不限于）干燥失重、炽灼残渣、各种湿法化学步骤（如酸值）和简单的仪器方法（如 pH 计），除非有特殊要求。

## 二、确认方式

对于方法确认，通常采用以下两种方式。

方式一：由两名检验人员分别独立对同一批产品进行检验（如可能，使用不同的仪器），比较两人的检测结果来证明方法在本实验室（人员、分析仪器、试剂等）的适用性。

方式二：根据验证目的和评估结果选择相关项目进行确认，见表 8-10（仅供参考）。

表 8-10 检验项目确认内容示例

| 检验项目 | | 准确度 | 精密度 | 专属性 | 检测限 | 定量限 | 线性 | 范围 | 耐用性 |
|---|---|---|---|---|---|---|---|---|---|
| 原料药 | 鉴别（HPLC 法） | 否 | 否 | 可能 | 否 | 否 | 否 | 否 | 否 |
| | 有关物质（HPLC 法） | 否 | 可能 | 是 | 否 | 是 | 否 | 否 | 否 |
| | 含量测定（HPLC 法） | 否 | 可能 | 可能 | 否 | 否 | 否 | 否 | 否 |
| 制剂 | 鉴别（HPLC 法） | 否 | 否 | 是 | 否 | 否 | 否 | 否 | 否 |
| | 溶出度 | 可能 | 是 | 是 | 否 | 可能 | 否 | 否 | 否 |
| | 有关物质 | 可能 | 是 | 是 | 否 | 是 | 否 | 否 | 否 |
| | 含量测定 | 可能 | 是 | 是 | 否 | 否 | 否 | 否 | 否 |

# 任务 8-4　分析方法转移

PPT

分析方法转移（analytical method transfer），是一个文件记录和实验确认的过程，是在两个实验室之间进行，通过比较转出方和接受方两实验室的分析结果，以确认分析方法在接受方实验室条件下的适用性。目的是证明一个实验室（方法接收实验室）在采用另一实验室（方法建立实验室）建立并经过验证的非法定分析方法检测样品时，该实验室有能力成功地操作该方法，检测结果与方法建立实验室检测结果一致。分析方法转移是保证不同实验室之间获得一致、可靠和准确检测结果的一个重要环节，同时也是对实验室检测能力的一个重要评估。

## 一、方法转移方案

为保证方法转移的顺利实施，在双方充分沟通的基础上，确定方法转移方案。方法转移方案应对以下内容做出明确规定，并经双方审核、批准。

（1）方法转移的目的。

（2）待转移的检验方法。

（3）物料　试验样品（包括批号、剂量、产品号、储存条件）和标准品（批号、储存条件、含量及有效期等）。

（4）试验样品应为同批有代表性的样品，标准品最好为同来源同批次。样品和标准品在运输过程中要符合其规定的储存条件。

（5）接受标准。

（6）异常数据的调查。

（7）实验结果的评估。

（8）双方的职责。

方法转移的批次数，见表 8-11。

表 8-11　方法转移检验批次示例

| 类别 | 检验的批次数 |
|---|---|
| 第一类：<br>辅料、中间产物、包装材料<br>原料和成品（鉴别实验或其他简单实验） | 1 批 |
| 第二类：<br>原料和成品（除鉴别实验或其他简单实验外） | 2 批，如条件允许 3 批 |

## 二、方案的实施

双方均应在规定的时间内完成样品的检验，以减少因检验双方实验间隔时间过长带来的差异。

## 三、方法转移报告

工作完成后，应按规定的模板出具报告，并经双方审核和批准。报告中必须明确地写出结果和结论，包括评价和建议。

# 任务 8-5 方法验证、方法确认、方法转移的管理

PPT

企业必须制订方法验证、方法确认、方法转移的操作规程，应涵盖范围，方案的起草、审核和批准，方案的实施，报告的起草、审核和批准，以及文件的管理等方面内容。

## 一、方案的准备

在方法验证、方法确认、方法转移前，必须依据操作规程进行方案的起草、审核和批准。对于方案，有如下要求：①详细描述被执行程序；②明确规定被测参数的接受标准；③明确职责。

## 二、方案的实施

在方案的实施过程中，应注意以下方面的内容：①从事检验的人员必须是合格的分析师；②所用分析仪器已通过确认和校准；③实验必须依据预先确定和批准的方案进行，并有记录；④实验过程中任何失败的测试，过程中的偏差或异常均需复核和评估并查出原因。过程中的偏差或异常需通过正式的体系（如调查报告，验证/确认/转移报告中偏差的鉴定和批准）进行记录和批准。

## 三、报告

方法验证/确认/转移工作完成后，应按规定的模板出具报告，并经审核和批准。报告中必须明确地写出结果和结论，包括评价和建议。

## 四、文件的保存

方案、原始记录和报告均应长期保存。

### 知识链接

某制药公司分析方法验证/确认的文件管理流程

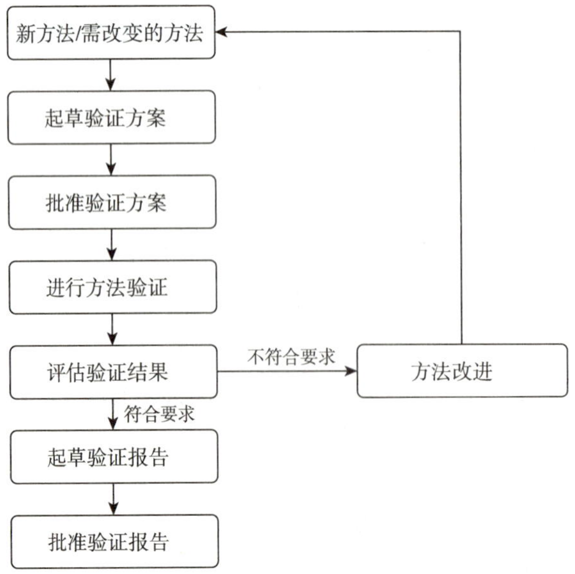

答案解析

## 目标检测

### 一、选择题

#### （一）A 型题（最佳选择题）

1. 精密度是指该法（　）。

A. 测得的测量值与真实值接近的程度　　B. 测得的测量值与回收率接近的程度

C. 测量的正确性　　D. 测得的一组测量值彼此符合的程度

2. 相对标准偏差表示（　）。

A. 准确度　　B. 回收率　　C. 精密度　　D. 纯净度

3. 在设计的范围内，测试结果与试样中被测物浓度直接呈正比关系的程度称为（　）。

A. 精密度　　B. 准确度　　C. 线性　　D. 范围

4. （　）系指能够达到一定的精密度、准确度和线性，测试方法适用的高低限浓度或量的区间。

A. 精密度　　B. 耐用性　　C. 准确度　　D. 范围

5. 检测限是下列（　）项目需要验证的指标。

A. 含量测定　　B. 杂质限量　　C. 杂质定量　　D. 溶出量

6. 定量限是下列（　）项目需要验证的指标。

A. 含量测定　　B. 杂质限量　　C. 杂质定量　　D. 溶出量

7. 含量约为 1.1% 的杂质验证准确度时，回收率不符合规定的是（　）。

A. 92.8%　　B. 98.4%　　C. 100.1%　　D. 106.0%

8. 准确度系指用所建立方法测定的结果与真实值或参比值接近的程度，一般用（　）表示。

A. 精密度　　B. 回收率　　C. 准确度　　D. 范围

9. 重复性验证时，在规定范围内，取同一浓度的供试品，用至少（　）份的测定结果进行评价。

A. 5　　B. 6　　C. 8　　D. 9

10. 用信噪比法表示检测限时，信噪比一般应为（　）。

A. 1∶1　　B. 2∶1　　C. 3∶1　　D. 4∶1

11. 辅料进行方法转移时，检验批次应为（　）。

A. 1　　B. 2　　C. 3　　D. 4

#### （二）X 型题（多项选择题）

12. 药物鉴别试验所要求的验证指标为（　）。

A. 准确度　　B. 精密度　　C. 专属性　　D. 耐用性

13. 药物杂质限量检查所要求的验证指标为（　）。

A. 准确度　　B. 耐用性　　C. 专属性　　D. 检测限

14. 在药物分析中，精密度是表示该法的（　）。

A. 测量值与真实值接近程度　　B. 一组测量值彼此符合程度

C. 正确性　　D. 重现性

15. 评价药物分析所用的测定方法的验证指标有（　）。

A. 含量均匀度　　B. 精密度　　C. 准确度　　D. 耐用性

16. 用碘量法测定维生素 C 原料药含量时，要求碘量法应具备（　）。

A. 专属性　　B. 定量限　　C. 精密度　　D. 线性

17. 测定药物片剂的溶出度或释放度时，对所用测定方法应要求（　）。

A. 精密度　　B. 定量限　　C. 耐用性　　D. 回收率

## 二、综合问答题

1. 方法验证的目的是什么？
2. 方法验证指标有哪些？
3. 哪些情况下需要进行分析方法验证？

书网融合……

知识回顾　　微课 1　　微课 2　　习题

# 项目九　质量保证

## 学习引导

《药品生产质量管理规范（2010 年修订）》第二百四十条：企业应当建立变更控制系统，对所有影响产品质量的变更进行评估和管理。需要经药品监督管理部门批准的变更，应当在得到批准后方可实施。

第二百四十八条：企业应当建立偏差处理的操作规程，规定偏差的报告、记录、调查、处理以及所采取的纠正措施，并有相应的记录。

第二百五十二条：企业应当建立纠正措施和预防措施系统，对投诉、召回、偏差自检或外部检查结果、工艺性能和质量监测趋势等进行调查，并采取纠正和预防措施。

药品生产是依赖稳定、一致和持续可控的状态来确保产品的质量、安全性和有效性的。那么在药品生产、质量控制等过程中出现偏差怎么办？需要变更怎么办？如果能够预先对可能带来的影响进行充分的评估，尽量降低风险，实施有效的管理并做出了相应的规定，鼓励持续改进，确保药品质量。

本项目主要介绍质量保证，包括变更控制、偏差管理、纠正措施与预防措施、产品质量回顾分析、投诉、召回等。

## 学习目标

1. **掌握**　物料和产品放行的管理要点、变更的内容、偏差识别及分类、纠正措施和预防措施的管理、数据汇总及数据分析等。

2. **熟悉**　物料和产品放行流程、变更控制流程、偏差处理流程、投诉管理流程、召回流程、产品质量回顾分析的情形等。

3. **了解**　变更的类型、偏差记录和报告主管、投诉管理的职责等。

## 任务 9－1　物料和产品的放行管理

PPT

按照《药品生产质量管理规范（2010 年修订）》要求，物料与产品的管理对象为原辅料、包装材料、成品、特殊管理的物料和产品、其他（不合格的物料、中间产品、待包装产品和成品；退货、返工、重新加工、回收后生产的成品等）。

## 一、认知物料和产品放行

### （一）物料的基础管理

**1. 物料的标准** 企业应根据对药品生产工艺的理解和该物料在药品生产工艺中的预期用途，定义相应的物料标准。企业的质量需求标准和物料采购标准应至少不低于法定标准。

**2. 物料的标识管理** 药品生产中所用物料都应当有适当的标识。物料设定标识的目的在于防止混淆和差错，并为文件的可追溯性奠定基础。名称、代号及批号是物料标识的三个重要组成部分。

物料的名称，通常以世界卫生组织发布的 GMP 指定的药物非专利名称或国家药典规定的通俗名称或化学名称作为物料的标准名称。企业注册的商品名称可与通俗名称同时在标签、说明书上使用。如果企业有必要使用外文名称，应尽可能使用《中国药典》收载的拉丁文或英文名称。物料名称应具有唯一性。

**3. 物料接收管理** 企业应建立物料代码系统（物料的唯一性标识），保证每一种质量标准有区别的物料、中间体和成品都有其唯一的种类标识。

**4. 物料质量状态管理** 物料的质量状态（待验、合格、不合格；已取样；因为各种原因引起的隔离状态；确定要退货或销毁的拒收状态等）应正确并有明确标识；不同质量状态之间的转换应严格遵循相关的程序并有相应的审批记录。物料质量状态的标识可以通过现场书面标识或计算机化系统来实现。

**5. 供应商管理和采购管理** 企业应建立物料供应商审计和批准的操作规程，明确供应商的资质、选择的原则、质量评估方式、质量审计内容、评估标准、质量审计人员的组成及资质，确定现场质量审计周期以及物料供应商批准的程序。对经确认的物料供应商，企业应维护该供应商的确认状态，证明该供应商能始终如一地提供符合质量标准的物料。

**6. 物料接收管理** 应建立原辅料、与药品直接接触的包装材料和印刷包装材料接收的操作规程，所有到货物料均应检查，物料接收时需进行验收。到货物料和成品在接收或生产后应及时按待验管理，直至放行。待验状态可以通过不同的方式来实现，例如：分隔的区域，或通过一个已验证的电脑系统区分。

**7. 物料储存管理** 物料、中间体和成品应当以适当的方式储存以使其质量免受不利因素的影响，包括光照、时间、温度和湿度的影响。必要时应有监控储存条件的措施并进行确认。仓库中应当有足够的空间来进行有效的移动而不至于损坏物料，并且能够进行清洁。

### （二）物料和产品的放行管理

物料和产品均应建立批准放行的操作规程，明确批准放行的标准、职责，并有相应的记录。

物料和产品按质量标准检验合格后，需要对其生产和检测的全过程进行质量评价，保证相关的所有偏差、变更和 OOS 都经过相应的调查和处理、物料和产品不存在潜在的质量危险后，才能批准放行。放行是质量保证的一个重要环节，主要目的就是保证物料、产品及其生产过程符合相应的法规要求和质量标准，例如：注册要求和 GMP 等。

按照《药品生产质量管理规范（2010 年修订）》要求，产品放行主要包括三个方面，如表 9 - 1 所示。

表 9－1 物料产品放行的要求

| | |
|---|---|
| 放行对象 | 物料放行：包括原料、辅料和包装材料<br>产品放行：包括成品、待包装产品和中间产品 |
| 放行职责 | 针对不同放行对象，质量受权人、QA 和制造部门等，在放行时将承担不同的职责 |
| 放行流程 | 物料和产品放行的一般程序，例如质量评价、批准放行等 |

企业应该有适当的程序对物料的发放和成品的发运进行控制。保证只有符合要求的物料和产品才能发放或发运。物料发放和成品发运应当符合先进先出或近效期先出的原则。每批产品均应当有发运记录。

### （三）不合格物料和产品的管理

不合格品是指不符合预定的质量标准的物料、中间体及成品。不合格的物料不得用于生产；不合格印刷包装材料原则上应按规定销毁，不能退货。质量管理部门要及时改变拒收物料的质量状态，库房管理人员要及时地将其隔离。拒收物料在转移和交接时要注意核对品名、批号、数量等信息。

不合格品要有明确的状态标识；对于不合格的物料、中间产品、待包装产品和成品的每个包装容器上均应有清晰醒目的标志。

不合格的物料、中间产品、待包装产品和成品的处理应当经质量管理负责人批准，并有记录。

## 二、物料和产品放行的职责

《药品生产质量管理规范（2010 年修订）》规定“物料应当由指定人员签名批准放行”，“每批药品均应当由质量受权人签名批准放行”。因此，产品的最终放行的决策者必须是质量受权人；而物料的最终放行的决策者可以是质量受权人，也可以是企业指定的其他关键人员，例如 QA 人员、QC 人员。放行需要生产和检测的全过程进行评价，质量部门和生产部门等必须承担起相应的职责。所以，质量受权人、质量部门和生产部门都是物料和产品放行职责的主要承担者，所承担的主要职责见表 9－2。

表 9－2 质量受权人、质量部门和生产部门的放行职责

| 名称 | 质量受权人 | 质量部门 | 生产部门 |
|---|---|---|---|
| 物料：原料、辅料和包装材料 | / | 批检验文件的评价和批准<br>批准放行 | / |
| 商业用途的制剂产品的中间产品和待包装产品 | 批准放行 | 批生产文件的评价和批准<br>批检验文件的评价和批准 | 批生产文件的评价和批准 |
| 制剂产品的最终产品 | 批准放行 | 批生产文件的评价和批准<br>批检验文件的评价和批准 | 批生产文件的评价和批准 |
| 商业用途的原料药产品的中间产品 | 批准放行 | 批生产文件的评价和批准<br>批检验文件的评价和批准 | 批生产文件的评价和批准 |
| 内部使用的原料药产品的中间产品 | / | 批准放行 | / |
| 原料药产品的最终成品 | 批准放行 | 批生产文件的评价和批准<br>批检验文件的评价和批准 | 批生产文件的评价和批准 |

## 三、物料和产品放行的流程 微课 1

物料和产品放行的主要流程包括质量评价和批准放行。

质量评价就是对物料和产品所有相关的原始数据进行评估和批准的过程，也就是判断物料、工艺和过程是否符合质量标准、注册标准和 GMP。质量评价的关键就是批生产记录和批检验记录的回顾，另

外，评价时还需要考虑环境监测和中间过程控制的数据，化学原料药批放行评价参见表9-3。

质量评价符合要求后批准放行，否则产品将被拒收。质量部门和生产部门应当调查不符合的原因，并确定产品进一步的处理方式，例如返工、重新加工或销毁等。

物料和产品放行流程见图9-1。

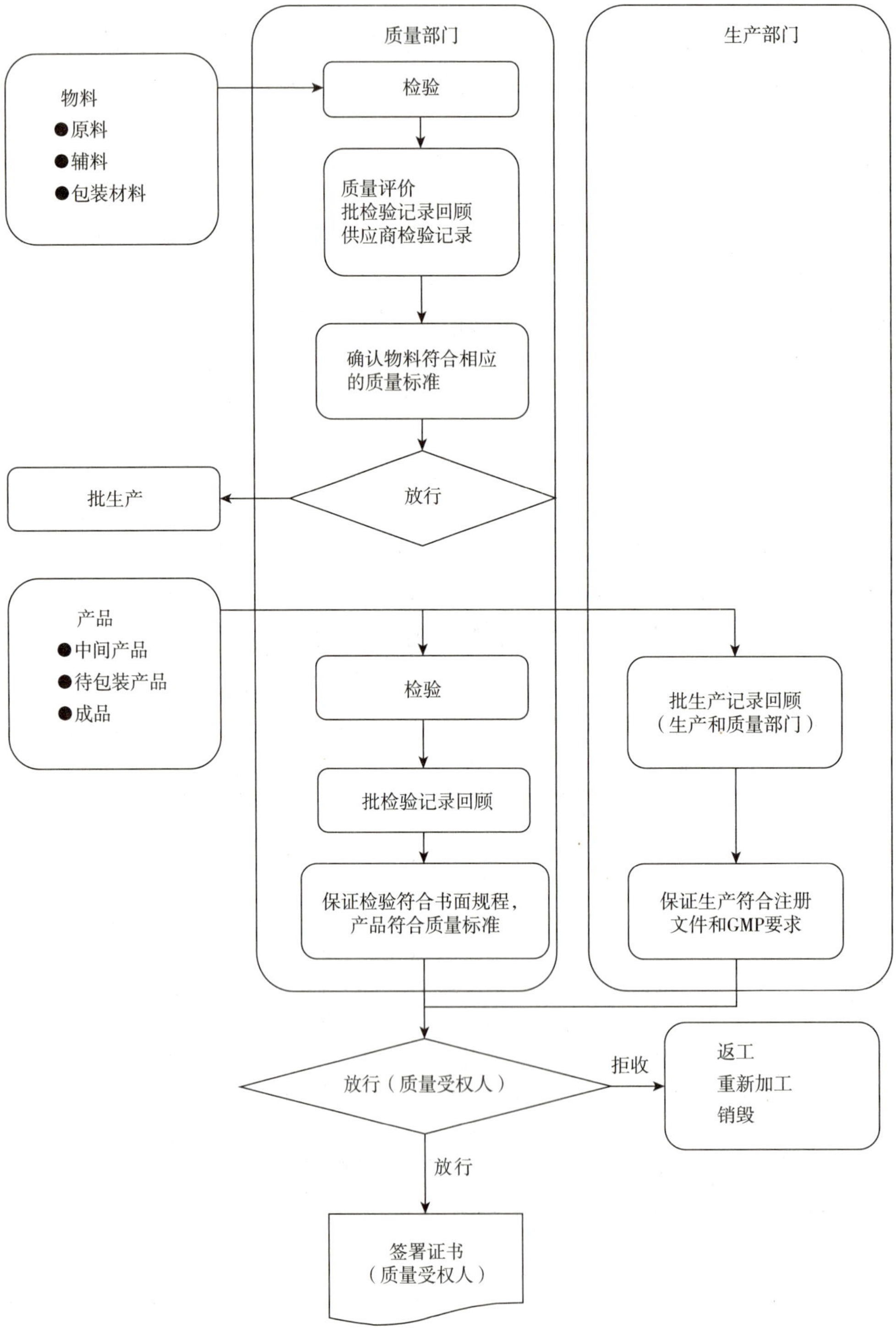


图9-1　物料和产品放行流程图

表 9-3　化学原料药批放行评价表

| 产品名称： | 批号： | 批量： | 生产日期： |
|---|---|---|---|
| QC 报告编号： | | 质量标准： | |

| 检查项目 | 检查方法 | 结果评价 |
|---|---|---|
| 审核生产工艺与生产过程控制的符合性 | 生产工艺应与 SOP、BPR（BMR）、工艺规程中规定的相一致，并符合注册要求；主要生产工艺和检验方法经过验证，对投料量等关键参数，要有第二人进行复核；各工序清场记录应齐全，清场应得到相关人员的确认 | 符　合 □<br>不符合 □ |
| 审核使用的物料 | 已化验合格并附有分析报告，且所用物料的供应商应在已批准的供应商目录内，或者应符合新增供应商验证的规定，且物料已放行 | 符　合 □<br>不符合 □ |
| 审核生产记录的完整性和规范性 | 做到记录清晰完整，填写准确规范；以及其他必需的检查、检验已完成，并符合要求；所有必需的生产和质量控制均已完成并经相关主管人员签名 | 符　合 □<br>不符合 □ |
| 审核批包装信息 | 审核批包装记录信息是否齐全，是否符合包装规格的要求，产品标签、说明书等实样是否齐全、版本是否准确，包装规格、生产批号等信息是否清晰无误 | 符　合 □<br>不符合 □ |
| 审核物料平衡 | 物料平衡应在规定的范围以内，对偏离规定范围的按偏差进行处理。审查成品余品去向是否符合规定 | 符　合 □<br>不符合 □ |
| 审核偏差记录及偏差调查材料 | 所有与该批产品有关的偏差均已有明确的解释或说明，或者已经过彻底调查和适当处理，且已完成所有必要的取样、检查、检验和审核 | 符　合 □<br>不符合 □ |
| 审核变更 | 变更已按照相关规程处理完毕，需要经药政部门或法规机构以及合同方批准的变更已得到批准；且对变更已完成所有必要的取样、检查、检验和审核 | 符　合 □<br>不符合 □ |
| 审核生产现场、设备与环境 | 生产现场、设备和环境要保持整洁，标识准确，符合 SOP 和 GMP 的要求，温湿度应符合规定，不同批次之间应按 SOP 清洁。待放行产品外包装整洁，标识齐全，内容准确等 | 符　合 □<br>不符合 □ |
| 审核检验报告书 | 审核检验报告书与质量规格的一致性，应无差错，且结论为合格 | 符　合 □<br>不符合 □ |
| 审核附件是否齐全 | 主要附件包括过程控制报告、称量记录、清场检查表、清场合格证，偏差调查表（若发生）、批追踪情况等 | 符　合 □<br>不符合 □ |
| 审核实验室 OOS | 所有与物料检测相关的 OOS 是否调查完毕 | 符　合 □<br>不符合 □ |
| 其他异常情况分析 | 对执行 SOP 的偏差加以说明，证明无潜在的污染及差错影响到产品质量时，方可放行 | 符　合 □<br>不符合 □ |
| 其他需说明的事项： | | |
| 结　论 | 本批产品准予放行　□　　本批产品不予放行　□ | |
| 评价人员： | 日　期： | |

**即学即练 9-1**

答案解析

物料和产品放行职责的主要承担者是（　）。

A. 质量受权人　　B. 质量部门负责人

C. 生产部门负责人　　D. 研发部门负责人

## 任务 9-2　变更控制

PPT

药品生产依靠稳定、一致和持续可控的状态来确保产品的质量、安全性和有效性。一旦所建立起来的规程、设备和工艺发生变化，就会带来产品质量隐患。任何可能影响产品质量或重现性的变更都必须得到有效控制，必须实施有效的变更管理，预先对变更可能带来的影响进行充分的评估，以降低风险。

## 一、认知变更控制

变更控制是由适当学科的合格代表对可能影响厂房、系统、设备或工艺的验证状态的变更提议或实际的变更进行审核的一个正式系统，其目的是为了使系统维持在验证状态而确定需要采取的行动并对其进行记录。

根据变更的性质、范围和对产品质量潜在的影响程度以及变更是否影响注册、变更时限等，变更可以分为以下类型。

**1. 主要变更** 对产品关键质量特性可能有潜在的重大影响，并需要主要的开发工作（如稳定性试验、对比试验和再验证等）以确定变更的合理性。

**2. 次要变更** 对产品的关键质量特性不大可能产生影响，亦不会使生产工艺发生漂移，因而无需主要的开发工作便可批准执行的变更。

**3. 涉及注册的变更** 超出目前注册文件的描述，需要报告或报送药品监督部门批准的变更。

**4. 不涉及注册的内部变更** 注册文件中无描述或在注册文件描述的范围内，无需报送药品监督部门批准的变更。

**5. 永久变更** 批准后将长期执行的变更。

**6. 临时变更** 因某种原因而做出的临时性改变，但随后将恢复到现有状态。

## 二、变更控制流程

任何影响产品质量或注册的变更应通过正式的变更程序加以控制。变更的内容包括：原辅料的变更，标签和包装材料的变更，处方的变更，生产工艺的变更，生产环境（或场所）的变更，质量标准的变更，检验方法的变更，有效期/复检日期/储存条件或稳定性方案的变更，验证的计算机系统的变更，厂房、设备的变更，公用系统的变更，产品品种的增加或取消，清洁和消毒方法的变更等。

变更控制系统应包括从变更申请到执行和效果评估的全过程。所有涉及注册的变更还应通过药监部门的批准。任何变更都应该经过如下程序：变更申请、变更评估、变更批准、变更执行、变更效果评估、变更关闭。

### （一）变更申请

变更通常由变更发生的部门发起，例如：生产工艺、处方、设备的变更由生产部负责；质量标准、检验方法的变更由质量部负责；原辅料供应商的变更由物料管理部负责；计算机系统的变更由 IT 负责；公用系统变更由工程部负责。

变更发起人应起草一份变更申请，提交变更系统管理员进行编号、登记和审核，合格后交相关部门和人员间进行传阅和评估。变更申请表见表 9-4。

**1. 变更描述** 如变更理由，受影响的文件和产品，受影响的生产厂、承包商和客户等，支持变更的追加文件。

2. 变更的实施计划。

表9－4　文件变更申请表

| | |
|---|---|
| 变更编号 | |
| 文件/记录名称 | 文件/记录编号 |
| ×××注射液质量规格 | |
| 变更原因：<br>□到期换版　□CAPA　□偏差　□OOS　□其他<br>详细描述：<br>重新修订 | |
| 变更内容：<br>更改引用标准版本<br>质量标准<br><br>申请单位：　　　　申请者：　　　　日期： | |
| 审核意见：（该变更是否符合GMP及相关法规要求，相关的变更）<br><br>审核人：　　　　日期： | |
| 批准意见：<br><br>批准人：　　　　日期： | |

## （二）变更评估

变更应由相关领域的专家和有经验的专业人员组成专家团队进行评估，例如由生产、质量控制、工程、物料管理、EHS（环境、健康、安全的缩写）、药政法规和医学部门的人员等组成专家团队，评估变更可能带来的影响，并确定是否需要进行稳定性研究、生物等效性研究、验证或确认，小规模或试验批生产等，以确保变更在技术上的合理性。

变更评估时需要制定预期可接受的评估标准，经质量和相关部门的批准后执行。可以使用质量风险管理系统来评估变更，评估的形式和程度应与风险水平相适应。应评估变更是否会对注册产生影响。不涉及注册的变更可以按内部程序批准。涉及注册的变更需要备齐相关资料，报送药监部门批准方可实施。

变更评估是变更控制系统中最重要的部分，因为评估全面与否将直接影响到变更的结果。变更通常评估下列方面的内容。

**1. 对产品质量的影响**　包括质量标准、检验方法及方法验证、稳定性研究、生物等效研究、小规模和（或）试验批生产、工艺验证、杂质概况及其他方面。

**2. 对法规的影响**　包括是否影响注册、是否需要GMP认证、对EHS（是环境environment、健康health、安全safety的缩写）的影响。

**3. 对其他系统的影响**　包括标签和包装、计算机系统、培训系统、文件系统、质量协议、通用工程系统、物料管理其他。

## （三）变更批准

变更必须得到相关部门和质量部门的批准，如果影响到其他生产厂、承包商、API（原料药）的接收厂和客户等，则应通知外部并获得其认可。

审核批准变更时，变更控制系统的管理员应负责变更申请文件的形式审查，即确保表格填写齐全，内容准确，所附资料完整，符合规程的要求。各领域的专家应负责评估变更对本领域可能带来的影响。例如，质量和生产专家负责评估变更对产品质量的影响；法规专家将评估变更是否影响注册，是否需要 GMP 认证。EHS 专家将评估变更对 EHS 方面的影响，等等。最终批准应由质量负责人和相关部门负责人批准。

### （四）变更执行

只有得到书面批准后，方可执行变更。应建立起追踪体系以保证变更按计划实施。对于不影响注册的内部变更，在得到内部批准后即可执行变更。对于影响注册并涉及多个市场的变更，不仅需要内部批准，还应得到不同国家的注册批准才可执行变更。因为产品注册在不同国家的批准时间不同，因而应制定适当的变更执行的策略。执行策略包括以下几个方面。

1. 在获得所有市场批准后执行变更。如果可能，应尽量采用此策略。
2. 保留两套程序。对获得变更批准的市场，执行变更；未获得变更批准的市场，执行旧的程序。
3. 建立充足库存以确保供应未获得变更批准的市场；对已获得变更批准的市场，执行变更。
4. 对已获得变更批准的市场执行变更；不能向未获得批准的市场供应变更的物料。
5. 在未获得所有受影响的市场的批准前，如果考虑执行变更，应进行风险评估。并确认变更至少已经报送所有受影响的市场。同时在产品投放市场前还应考虑当地法规的要求和限制规定。

#### 知识链接

**“欣弗”事件**

2006 年曾经发生“欣弗”（克林霉素磷酸酯葡萄糖注射液）在使用过程中发生药品不良反应，造成死亡的严重事件。经调查发现企业未按批准的生产工艺进行生产，变更了灭菌温度、灭菌时间、灭菌柜装载量，影响了灭菌效果。经中国药品生物制品检定所对相关样品进行检验，结果表明，无菌检查和热源检查不符合规定。

这是一起严重违反 GMP 规定，操作人员未履行任何程序，私自变更了关键工艺参数，实际操作与记录不符，不规范、不诚信的行为，付出了惨痛的代价。这警醒未来的制药人，要树立“人民至上、生命至上”思想，要有仁爱之心，敬畏生命，充分认识药品质量对公众健康的重要意义，遵规守纪，药品生产过程控制无小事，严谨认真的工作态度是生产药品必须具有的素质。

### （五）变更效果的评估

变更执行后应进行效果评估，以确认变更是否已达到预期的目的。

与产品质量相关的重大变更执行后，应评估其效果。目的是为了确认变更是否已经达到预期的目的而未产生不良的后果。因为批准变更时由开发性研究所获得的支持性数据十分有限，仍需变更执行后积累适当数据作进一步确认。《药品生产质量管理规范（2010 年修订）》要求变更执行后至少进行最初三个批次的药品质量评估，如果变更可能影响药品的有效期，则质量评估还应包括对变更实施后生产的药品进行稳定性考察。企业对产品的长期的监测数据：如使用质量系统中的一些重要的工具包括偏差报告、投诉处理、年度数据回顾及工序能力和产品质量的持续监测等，将为产品变更后的质量提供有力的证据和反馈。通过以上评估，如果发现任何质量相关的问题，应进行调查并确认是否是变更所引起的。

如果是，应重新评估变更并作出处理行动。

### （六）变更关闭

当变更执行完毕，相关文件已被更新，重要的行动已经完成，后续的评估已进行并得出变更的有效性和可控性结论后，变更方可关闭。

变更控制的流程如图 9－2 所示。

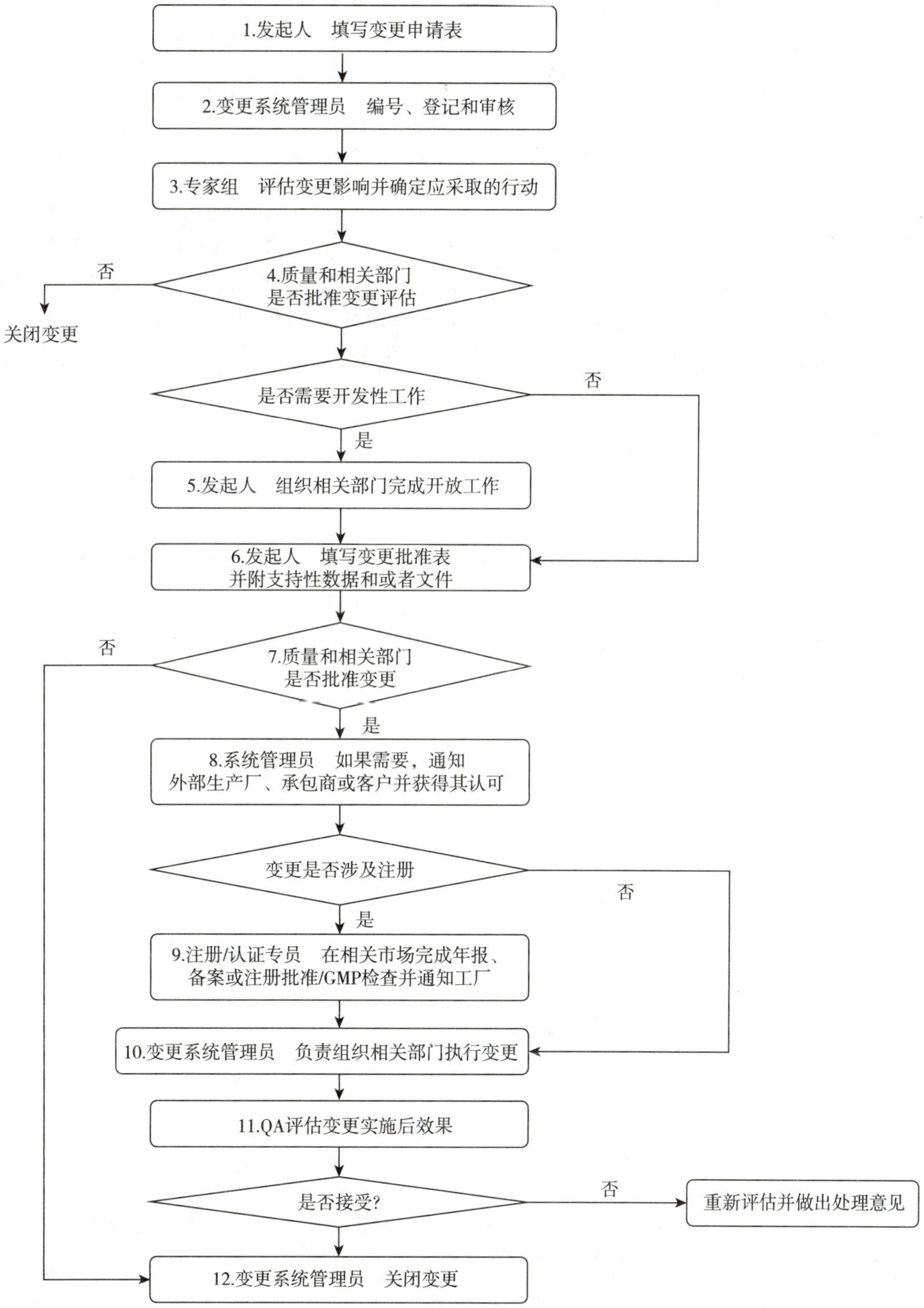


图 9－2　变更控制流程图

**即学即练 9-2**

答案解析

任何变更都应该经过如下正确的程序（　）。

A. 变更申请、变更评估、变更批准、变更执行、变更效果评估、变更关闭

B. 变更申请、变更评估、变更批准、变更效果评估、变更执行、变更关闭

C. 变更申请、变更批准、变更评估、变更效果评估、变更执行、变更关闭

D. 变更申请、变更批准、变更效果评估、变更执行、变更关闭

# 任务 9-3　偏差管理

PPT

企业应建立偏差程序、标准（例如偏差分类标准等）和相应的记录表格；企业应充分培训并运行该系统，有效识别并及时报告、记录、调查、处理偏差，生成和保存相应的记录和报告；偏差调查应彻底；偏差系统应能控制偏差对产品质量的影响，在根本原因被识别和纠正（correction）活动被确定之前，相关产品不得放行；企业应进行偏差趋势分析，推动公司产品质量和质量管理体系的持续改进。

## 一、认知偏差

偏差指偏离已批准的程序或标准，包括任何偏离生产工艺、物料平衡限度、质量标准、检验方法、操作规程等的情况。

预防偏差的产生比在偏差发生后处理偏差更为重要。制药企业应建立合理的生产工艺、质量标准、检验方法和操作规程，作为实现产品质量的基本条件和偏差系统的基础。各部门负责人应确保所有人员严格、正确执行预定的生产工艺、质量标准、检验方法和操作规程，防止偏差的产生。

## 二、偏差处理的职责

制药企业应精心设计其偏差系统。有效的偏差管理是建立在有效的、足以控制生产过程和药品质量的程序（指导文件）或标准的基础之上的，要有相关的偏差管理程序文件和配套的记录表格，偏差管理程序应规定相关人员的职责（表 9-5），并进行培训。

表 9-5　相关人员的偏差管理责任

| 人员 | 职责 |
|---|---|
| 操作人员 | 识别偏差，如实记录偏差，并立即向部门主管和/或技术人员报告偏差 |
| 部门主管和/或技术人员 | （必要时）负责偏差的即时（紧急）处置<br>负责立即报告质量管理部门和（必要时）更高层的管理人员 |
| 跨职能（跨学科）团队 | 负责调查偏差的根本原因<br>负责评估偏差的影响<br>负责提出纠正（correction）措施以及预防措施（CAPA）<br>负责执行批准的纠正（conation）措施以及预防措施（CAPA） |
| 质量管理部门 | 负责偏差的分类<br>负责批准纠正（correction）措施以及预防措施（CAPA）<br>负责审核批准偏差调查报告<br>负责跟踪纠正和预防措施的执行，并结束偏差和（或）启动 CAPA 程序<br>负责保存偏差调查、处理的文件和记录 |

所有生产质量相关人员应接受偏差管理程序的培训和必要的考核，应具备识别偏差的能力。

部门主管和/或技术人员应当有能力判断偏差的性质，确定即时（紧急）处置措施以防止偏差的影响继续扩大。

跨职能（跨学科）团队的成员应具备本职能/学科领域的丰富的专业知识，有能力展开根本原因调查并提出合理的纠正（correction）以及纠正预防措施（CAPA）。

质量管理部门的相关人员应具备足够的知识和权威，有能力判断偏差的性质从而进行偏差的分类，批准纠正（correction）以及纠正预防措施（CAPA）。

## 三、偏差处理程序 微课2

企业应建立偏差处理系统。典型的偏差管理流程如图9－3所示。

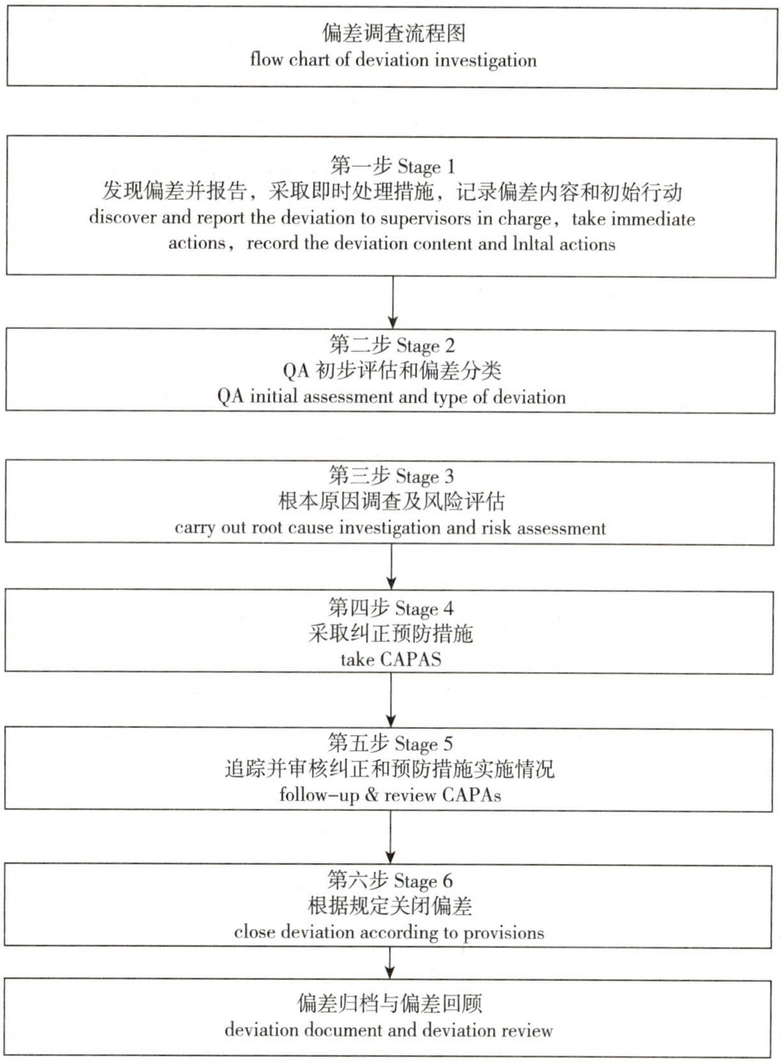


图9－3　典型的偏差管理流程

### （一）偏差发现与识别

任何企业，无论设备多先进，管理多严格，在生产过程中都不可避免地存在发生偏差的可能性，但企业首先应通过完善的组织机构，合理的文件系统和充分的人员培训来最大限度地预防偏差的发生。清晰明确的生产工艺、物料平衡限度、质量标准、检验方法、操作规程等是偏差发生和识别的基础，只有当企业已经建立了保证药品安全性、可靠性和质量可控所需的必要文件时，才可能发生和识别偏差。

所有生产质量相关人员应接受偏差管理程序的培训和必要的考核，理解偏差管理的内涵并具备识别偏差的能力。

### （二）偏差记录和报告主管

GMP 记录的设计应能保证相关人员能方便地对生产质量活动中的任何偏差进行及时记录。一般在批生产记录或其他相关的记录上应留有一定的空白用于记录各种偏差（异常情况），并应有完整的偏差记录表格以保证偏差调查处理过程的可追溯性。

任何偏离预定的生产工艺、物料平衡限度、质量标准、检验方法、操作规程等的情况，都应以文件形式记录并有清楚的解释或说明。对产品质量有潜在影响的偏差应当进行调查，调查及结论均应记录在案。

所有生产质量相关人员发现偏差后应立即报告主管人员及质量管理部门，报告时应给出准确、完整的信息（表 9－6），以便进行偏差的正确分类，并在必要时组织调查和处理。

**表 9－6　偏差发现报告表**

偏差编号：

| | |
|---|---|
| 1.1. 偏差发现和记录 | |
| 偏差发现部门 | 偏差发现日期/时间 |
| 偏差发现者 | 偏差发现设备/设施名称、编号 |
| 偏差发现产品名称、规格、批号 | |
| 1.2. 偏差描述<br>什么时间（when）什么人员（who）在什么地方（where）做什么（which）过程中发现（how）了什么问题（what） | |
| 1.3. 确定此偏差可能影响到的批号（物料或产品）<br>初步判断可能受偏差影响的产品/物料，后续可通过根本原因调查及风险评估再次确认物料/产品是否受偏差影响 | |
| 1.4. 立即采取的即时处理措施<br>a. 发生偏差时凭借操作人员的经验，为了防止影响进一步扩大采取的紧急措施，因时间的关键性可以不需要通过 QA 和部门负责人的批准<br>b. 发生偏差后通知部门领导及 QA 后，经过 QA 批准或者按照现有文件要求执行的降低偏差影响性的措施（如：暂停生产、物料或产品隔离、设备/设施暂停使用、紧急避险等）<br>c. 恢复正确状态（如工艺参数偏离后调整为规定范围内）等活动的理由应该是偏差不影响后续的生产或者有采取的某些措施可以保证后续的生产是可以进行的 | |
| 起草人/日期： | |

### （三）判断是否需要采取紧急措施

偏差有时涉及安全问题或者其他紧急的情况，需要对偏差做紧急（即时）处理，以防止偏差继续扩大或恶化。常见的紧急措施包括以下几个方面。

1. 暂停生产。

2. 物料或产品隔离。

3. 物料或产品分小批　在发生偏差时，为了避免、减少可能的损失，生产人员应及时对产品做好标记，尽可能地将发生偏差前、偏差中、偏差处理完恢复正常后的产品分开，单独作为若干小批。根据批的定义，同一批产品应当具备质量的均一性。发生偏差前后的产品显然有可能存在质量差异。分批后，质量管理部门在评价时，可以针对发生偏差的小批做出专门的决定，以免一旦需要报废，因无法区分偏差前、后的产品而不得不将整个批号全部作报废处理。

4. 设备暂停使用。

5. 紧急避险。

执行的所有紧急措施都必须在偏差记录中进行及时、完整、翔实的记录。

### （四）偏差报告质量管理部门

偏差是否立即报告质量管理部门，是质量管理部门能否有效进行偏差分类和会同其他部门进行调查的前提。偏差发生后，发生部门的主管、技术人员或其授权人员应立即向质量管理部门提供真实全面的偏差信息。

### （五）偏差分类

按偏差发生的领域，可将偏差分为生产偏差和检验偏差。

按偏差的严重程度，可将偏差分为重大偏差、中等偏差和微小偏差。接到偏差报告后（或在现场检查时发现偏差时），质量管理部门应迅速根据偏差对产品质量的潜在影响进行编号、登记和分类，偏差的分类主要依据对产品质量的影响程度。质量管理部门应负责决定具体偏差的分类判定，相关部门（包括偏差发生的部门，跨职能调查团队成员等）可以根据其专业知识对具体偏差的分类提出建议。

#### 1. 重大偏差举例

（1）投放错误的原料。

（2）使用的原料没有经质量部门的放行。

（3）已完成包装的产品上的标识错误。

（4）在正常的中控生产过程中由于 QC 提供不正确结果导致生产状态的改变，导致最终产品的不合格。

（5）在产品中含有异物。

（6）在水系统中发生影响产品质量的错误行为。

（7）在生产使用后发现仓库送来的原料已过复检期或存在潜在的质量风险。

（8）在生产过程中出现的可能导致产品被污染的事件。

（9）多个重复出现的同类中等偏差可以合并升级为一个重大偏差。

#### 2. 中等偏差举例

（1）投料量错误（并已经被确认不是导致产品不合格的根本原因）。

（2）收率超过设定的范围。

（3）在批记录中关键的质量数据丢失导致在工艺统计中无法记录，例如过程控制检验数据或包装重量记录的丢失。

（4）在批记录中关键或重要的记录细节丢失导致在工艺统计中无法记录，例如原料批号、原料量、关键时间检查等记录的丢失。

（5）样品送样登记中记录不正确的信息。

（6）标识问题：缺少标识、标识错误或标识的信息与文件矛盾。

（7）程序执行不规范，例如没有按客户协议执行等。

（8）多个重复出现的同类微小偏差可以合并升级为一个重要偏差。

#### 3. 微小偏差举例

（1）产品状态标识中不会对产品质量造成影响的内容的缺失。

（2）在使用之前发现的标识的错误。

(3) 样品标识丢失。

(4) 在使用之前发现仓库发送了错误的原料。

(5) 生产车间不够清洁和整齐。

(6) 在生产使用前发现仓库送来的原料已过复检期或状态很差等。

### (六) 偏差原因调查

偏差原因调查的方法与偏差级别是相适应的。有些情况下，偏差的调查可以在质量部门的监督下由特定的部门、人员完成；而重大偏差通常需要跨职能（跨学科）团队联合调查处理，以发现根本原因并评估该偏差的影响。由于偏差调查往往需要多个领域的专业知识，并且超越单个职能部门（特别是偏差发生部门）的范围，跨职能团队的成员除了生产、质量控制、注册、质量保证的相关负责人外，也可引入设备工程、研发（或技术）等其他领域的专业人员，以保证各个方面的问题都能得以讨论和解决。

### (七) 偏差影响评估

确定偏差产生的根本原因后，需要对偏差的影响范围和程度进行正确的评估。偏差影响评估通常包括两个主要方面。

1. 对产品质量的影响，包括对直接涉及的产品质量的影响和对其他产品的影响，进行偏差影响评估时应包括可能受该偏差影响，但已被销售的相关批次。

2. 对质量管理体系的影响，包括对验证状态的影响，对上市许可文件/注册文件的影响，对客户质量协议的影响。

许多情况下对偏差的影响评估还应考虑是否需要对产品进行额外的检验以及对产品有效期的影响，必要时，应对涉及重大偏差的产品进行稳定性考察。

答案解析

**即学即练 9-3**

按偏差发生的领域，可将偏差分为（　）。

A. 生产偏差和检验偏差　　B. 重大偏差和微小偏差

C. 重大偏差和中等偏差　　D. 重大偏差和一般偏差

### (八) 提出纠正措施和预防措施

纠正措施是为消除已发现的不合格或其他不期望情况的根源所采取的措施。预防措施是为消除潜在不合格或其他潜在不期望情况的原因所采取的措施。采取纠正措施是为了防止不合格再发生，而采取预防措施是为了防止不合格发生。

根据偏差原因调查和影响评估的结果，偏差调查人员或团队应提出具体的纠正措施以消除偏差的影响，同时提出具体的预防措施以防止相同或相似的偏差再次发生。纠正措施和预防措施应明确相关的负责人和执行时限。常见的偏差纠正行动包括降级、返工、销毁、重新包装、重新贴签等。常见的预防措施包括修改程序文件、重新培训、改进相关的系统等。

### (九) 批准纠正措施和预防措施

质量管理部门负责审核批准偏差调查人员或团队所建议的纠正预防措施。必要时应对所建议的纠正预防措施进行补充或修订，以充分保证药品的安全性和有效性。

### （十）完成纠正措施

相关部门应遵照已批准的方案执行纠正措施。在执行过程中，如因客观原因不能完全符合原方案的要求（例如完成时限等），应及时与质量管理部门进行沟通；如果需要部分修改原方案的，应重新获得质量管理部门的批准。

质量管理部门应指定人员进行跟踪，核实所批准的纠正措施的完成情况。

### （十一）完成偏差报告

批准的纠正措施执行完毕后，偏差调查人员或团队应提交纠正措施完成情况的报告，由质量管理部门审核批准。如果企业的偏差管理程序与纠正预防措施（CAPA）程序是分立的，则在质量管理部门批准偏差报告后，可以结束该偏差的处理（表9－7），并启动相对应的纠正预防措施（CAPA）跟踪程序。

**表9－7　偏差关闭表**

偏差编号：

| | | |
|---|---|---|
| 1. 追踪并审核未转入《CAPA追踪表》的纠正和预防措施实施情况 | | |
| 措施序号 | 完成状况 | 确认人/日期 |
| | ☐ 未完成（偏差中间报告编号：________）<br>☐ 完成（附件证明：________） | |
| | ☐ 未完成（偏差中间报告编号：________）<br>☐ 完成（附件证明：________） | |
| | ☐ 未完成（偏差中间报告编号：________）<br>☐ 完成（附件证明：________） | |
| 2. 本次偏差属于下列类别（趋势分析） | | |
| **人员（人）**<br>☐培训不足/不当<br>☐人为差错<br>☐违反要求/程序<br>☐其他<br>**机械设备（机）**<br>☐设备故障<br>☐与安装/装机相关<br>☐与设备维护相关<br>☐代码/数据配置相关<br>☐其他 | **物料（料）**<br>☐物料有缺陷/受损<br>☐被污染/异物<br>☐贴错标签<br>☐使用错误物料<br>☐其他<br>**规程（法）**<br>☐不足/不正确<br>☐主文件/处方错误<br>☐变更实施<br>☐工艺变化<br>☐其他 | **环境（环）**<br>☐与设施相关<br>☐停电<br>☐与公共设施相关<br>☐虫害问题<br>☐其他<br>**分析测试（测）**<br>☐与测试仪器相关<br>☐方法问题<br>☐其他<br>☐无法确定 |
| 3. 偏差关闭 | | |
| 偏差是否可以关闭<br>☐ 是　　☐ 否<br>偏差是否需要在产品生命周期内永久保存<br>☐ 是　　☐ 否　　☐ 不适用N/A | | |
| QA主管/日期： | | |
| QA分管经理/日期： | | |
| 质量负责人/日期： | | |
| 合同方/日期： | | |

### （十二）偏差记录归档

偏差报告完成后，相关记录和报告应及时归档保存，企业应明确规定偏差调查、处理的文件和记录保存的职责、方式和保存期限。

质量管理部门应负责保存所有与GMP和质量管理体系相关的偏差调查、处理的文件和记录。偏差调查、处理的文件和记录的保存方式应保证与相关产品的可追溯性、易于查找并能在内外部审计中迅速提供。与批生产、批包装过程有关的偏差记录和调查报告应纳入批记录；其他与批生产、批包装过程无直接关系的偏差调查记录和报告，也应以合理的方式编号保存。

偏差调查、处理文件（包括管理程序、记录表格和趋势分析报告）的保存时限应遵循企业文件管理的规定，一般应不短于相关产品的生命周期。具体偏差的调查、处理记录的保存时限应至少与相关批记录保存时限相当，当一个偏差与多个批次（甚至多个产品）相关时，其保存时限应按各批次/产品的有效期中最长的情况。

偏差调查处理的及时性是偏差系统能否有效运作的关键因素之一，偏差报告时限以及偏差调查和处理时限是衡量偏差调查处理的及时性的两个关键指标。要求及时完成对偏差的调查和处理，不仅是因为需要考虑事件的紧急程度和对患者健康的影响，也因为在一般情况下，拖延的时间越长，偏差发生的“第一现场”就越容易消失，调查就可能越困难；同时跨职能（跨学科）团队也将面对其他的任务，从而难以保证调查所需的资源始终不受影响。制药企业应在程序中规定关闭偏差的时限，建议不超过30天，特殊情况除外。

药品生产企业应在偏差分类编码的基础上，使用多种工具对偏差进行统计分析，推动偏差系统的持续改进。常见的统计分析内容为：不同类型偏差的比例如何？是否存在变化趋势？不同部门偏差的比例如何？是否存在变化趋势？具体偏差的关闭时限是否存在变化趋势？是否存在相同或相似偏差重复发生的趋势？偏差趋势分析结果可表述为不同的方式，供质量管理人员和企业管理人员进行决策。

**实例分析 9-1**

**实例** 某公司的一次环境偏差的调查处理过程中偏差描述：在某批生产监测结果中发现取样点RX（灌装站处）结果为阳性，超出限度标准，限度标准为不得生长。

**问题** 1. 偏差调查如何开展？

2. 偏差分析、评估如何进行？

3. 如何进行偏差总结？

答案解析

## 任务9-4 纠正措施和预防措施

PPT

### 一、纠正措施和预防措施（CAPA）系统

纠正措施（corrective actions）是为消除已发现的不合格或其他不期望情况的根源所采取的措施。预防措施（preventive actions）是为消除潜在不合格或其他潜在不期望情况的原因所采取的措施。如果不良状况反复发生，例如同一设备反复出现故障，这种情况预示着就单一偏差所采取的纠正措施，不足以防止此类问题的再次或重复发生，或者说造成缺陷的根本原因并没有从根本上消除。这就需要建立一个规范、完善、有效的纠正和预防措施系统，从更广和更深的层面，分析原因并采取措施。

建立纠正措施和预防措施（corrective actions and preventive actions，CAPA）系统的意义，一是不仅要纠正某一个体性的缺陷，而且要找到导致缺陷的根本原因，采取预防措施，防止同类缺陷的重复发

生。二是要对各种途径发现的单一缺陷进行统计、分析评估、采取主动性预防措施、追踪管理等一系列管理活动，从而防止类似缺陷在其他方面、不同产品线的重复出现。三是为持续改进质量管理体系提供动力，为管理评审提供依据。

## 二、纠正措施和预防措施的管理

企业应当建立实施纠正和预防措施的操作规程，内容至少包括以下几个方面。

（1）对投诉、召回、偏差、自检或外部检查结果、工艺性能和质量监测趋势以及其他来源的质量数据进行分析，确定已有和潜在的质量问题。必要时，应当采用适当的统计学方法。

（2）调查与产品、工艺和质量保证系统有关的原因。

（3）确定所需采取的纠正和预防措施，防止问题的再次发生。

（4）评估纠正和预防措施的合理性、有效性和充分性。

（5）对实施纠正和预防措施过程中所有发生的变更应当予以记录。

（6）确保相关信息已传递到质量受权人和预防问题再次发生的直接负责人。

（7）确保相关信息及其纠正和预防措施已通过高层管理人员的评审。

纠正和预防措施的操作规程中，要明确规定如何启动 CAPA 程序、如何报告和跟踪、职责分配、何时或如何评估 CAPA 的效果、如何管理 CAPA 过程中形成的文件、何时或如何同管理层沟通等。

所有的纠正、预防措施都应明确定义行动的具体内容、执行人、完成期限、谁负责跟踪其完成情况、谁负责评估其有效性、谁负责最终关闭该项 CAPA。在 CAPA 程序中应明确描述 CAPA 系统与其他系统（比如变更系统、风险管理系统）的链接关系，并制定各步骤的合理时限，所有的 CAPA 行动都要进行跟踪直至执行完毕，并且在最终关闭之前应评估其有效性。CAPA 系统的实施流程及其相关要素的接口如图 9 – 4 所示。

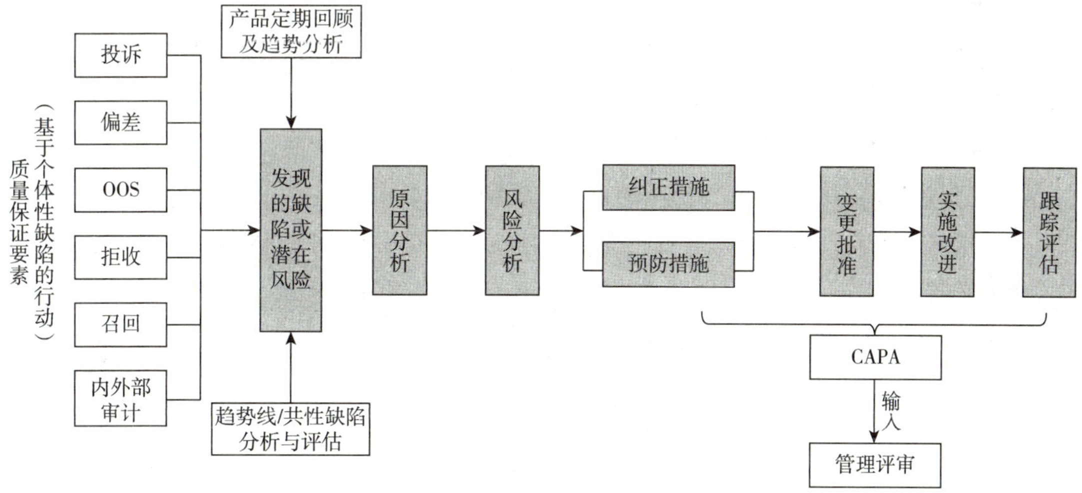


图 9 – 4　CAPA 流程及其相关要素接口

**即学即练 9 – 4**

CAPA 系统实施的相关要素包括（　）。

A. 纠正措施和预防措施　　B. 变更批准　　C. 实施改进　　D. 跟踪评估

答案解析

PPT

# 任务 9－5　产品质量回顾分析

## 一、产品质量回顾分析的情形

产品质量回顾是指企业针对一系列的生产和质量相关数据的回顾分析，形成书面报告，以评价产品生产工艺的一致性，及相关物料和产品质量标准的适用性，以对其趋势进行识别并对不良趋势进行控制，从而确保产品工艺稳定、可靠，符合质量标准的要求，并为持续改进产品质量提供依据。

在药品生产企业开展产品质量回顾的目的，是通过每年定期对药品生产企业生产的所有药品按品种进行分类后，开展产品质量汇总和回顾分析，以确认其工艺和流程稳定、可靠程度，以及原辅料、成品现行质量标准的适用性，及时发现出现的不良趋势，从而确定出对产品及工艺、控制过程进行改进的必要性和改进的方法。

通常，产品质量回顾的范围包括药品生产企业及附属机构生产的所有医药产品以及合同生产所有医药产品，包括由本公司生产或为本公司生产的所有上市的（国内销售或出口的）原料药、药品以及医疗器械，涉及隔离和暂存、拒收的所有批次。同时药品生产企业也要结合以前的质量回顾结果，确认药品生产的各种趋势，并最终形成一份书面的报告。药品生产企业至少应当对下列情形进行回顾分析。

（1）产品所用原辅料的所有变更，尤其是来自新供应商的原辅料。

（2）关键中间控制点及成品的检验结果。

（3）所有不符合质量标准的批次及其调查。

（4）所有重大偏差及相关的调查、所采取的整改措施和预防措施的有效性。

（5）生产工艺或检验方法等的所有变更。

（6）已批准或备案的药品注册所有变更。

（7）稳定性考察的结果及任何不良趋势。

（8）所有因质量原因造成的退货、投诉、召回及调查。

（9）与产品工艺或设备相关的纠正措施的执行情况和效果。

（10）新获批准和有变更的药品，按照注册要求上市后应当完成的工作情况。

（11）相关设备和设施，如空调净化系统、水系统、压缩空气等的确认状态。

（12）委托生产或检验的技术合同履行情况。

## 二、产品质量回顾分析的工作程序

### （一）制定产品质量回顾计划

质量保证部门（QA）负责公司产品质量回顾规程的起草、修订、审核、培训，组织企业对生产产品实施质量回顾，并对质量回顾的执行情况进行监督。产品质量回顾负责人负责制定产品质量回顾计划，建立产品质量回顾计划，并指定任务责任人。

### （二）数据汇总

数据汇总是指按照公司规程的要求，对相应时间范围内所有的生产和检验等方面数据进行收集。

各相关部门指定负责人协助提供本部门质量回顾相关信息或文件，包括生产、检验、变更、验证、上市申请等，并保证其数据的真实性，必要时需要对本部门提供数据进行趋势分析。产品质量回顾的数据汇总应至少包括生产周期中的以下内容。

（1）产品的基础信息，包括产品的名称、规格、包装形式、有效期、处方批量，等等。

（2）每种产品的所有生产批号、生产日期、终产品检验结果（物理、化学、微生物等）、关键中间控制检验结果（必要时），成品收率、产品最终放行情况（合格和不合格）等信息的汇总，并需对关键数据进行趋势分析。

对生产中涉及的关键工艺参数的统计及趋势评估（仅适用于API生产企业）。

（3）每种产品的所有生产批次（合格和不合格）所用到的各批次原辅料、中间体和包装材料的信息（特别是来自新供应商的物料）。

对产品进行的返工和重加工的原因、涉及数量及处理结果。

对所涉及的所有原辅料、包材、中间体、产成品的所有检验结果超规格的批次及其调查结果。

（4）所有重大偏差或不符合事件及其调查报告（内容、原因），以及已经采取的纠正和预防性措施的效果。

（5）与产品相关的原辅料、包装材料（含印字包材）的变更。

（6）产品及其原辅料质量标准、内控标准及分析方法的变更。

（7）对生产设施、设备、工艺参数等进行的所有变更（包括内容、申请时间及执行情况）。

（8）对企业已提交/获得批准/被拒绝的上市许可变更申请的审核，包括向第三国（仅用于出口）递交的上市许可申请，以及上市后对相关承诺的执行情况。企业仅需要负责提供本公司上市产品的信息，合同生产产品由委托方给予必要的信息。

（9）产品的稳定性实验结果和任何不良趋势（包括试验原因、含量趋势图、异常点分析、各检验项目趋势总结等）。

（10）所有与质量相关的退换货、投诉和召回的情况，以及对其进行的调查（包括发生的原因、涉及数量及其最终处理结果）。

（11）企业之前对产品工艺或设备开展的整改措施是否有效。

（12）生产相关设备和设施的验证状态，如HVAC、水系统、压缩空气系统等。

（13）必要时需要对之前完成的产品质量回顾报告中的纠正预防措施执行结果确认。

（14）对药品不良反应的情况进行回顾。

（15）对环境监测结果进行回顾。

（16）各项技术协议的现行性和有效性。

### （三）数据分析

产品质量回顾负责人负责整理收集的信息，对数据（事件）进行趋势分析，异常数据（事件）分析，必要时邀请相关部门负责人共同进行。

### （四）形成总结报告

在数据分析的基础上，做出质量回顾报告结论，起草质量回顾报告。

### （五）改进和预防性计划

产品质量回顾负责人负责制定改进和预防行动计划，包括每个措施的责任人，计划完成日期，必要时组织相关部门进行进一步讨论。

### （六）各部门负责人审批

质量部门负责人组织包括生产、质量控制、质量保证、工程等各部门负责人对产品质量回顾总结报告进行审核，并确认结论的真实性和有效性，必要时进行讨论。

### （七）总结报告分发

质量保证部门将批准的产品质量回顾总结报告的复印件分发至各相关部门，质量回顾报告原件应由QA进行存档，该记录应永久保存。

各相关部门按产品质量回顾报告中制定的改进和预防性措施或其他再验证措施及完成时间，按时有效地完成。

### （八）改进和预防措施追踪

质量保证部门负责跟踪措施的执行情况，并将其执行情况汇总在下次产品质量回顾报告中。必要时，将整改措施的执行情况对相关部门负责人进行定期通报。在公司每年的内审中，应该对之前的产品质量回顾的完成情况进行检查。

对多个工厂共同生产完成的产品，如生产、检验和包装，各工厂负责完成各自生产流程范围内的质量回顾报告。如有需求，相关生产步骤的质量回顾应提供给其他工厂以供参考。

药品生产企业产品质量回顾的工作流程和职责分配见图9－5。

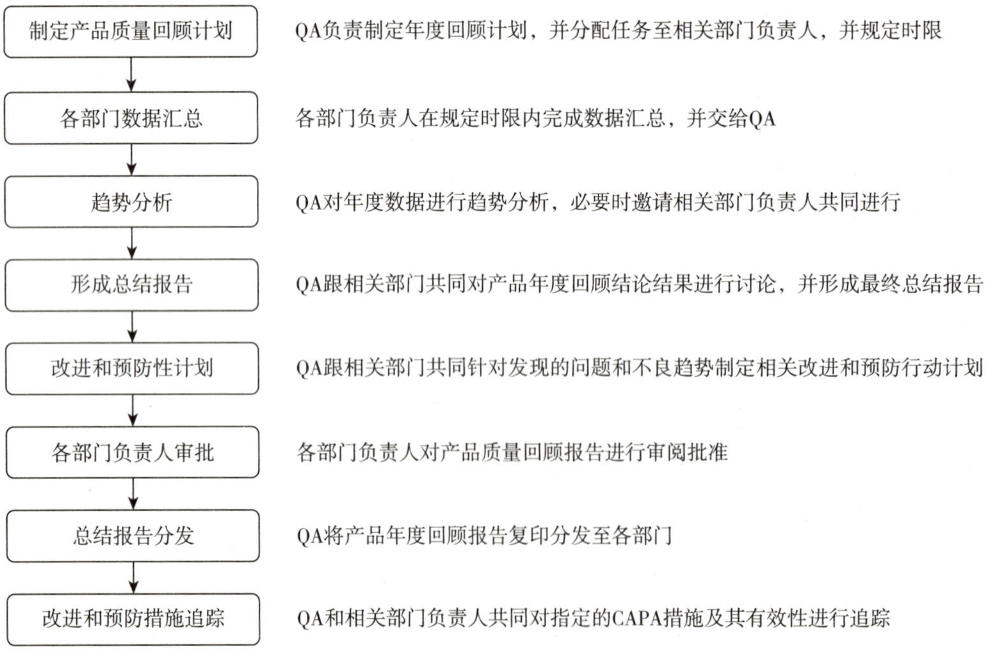


图9－5　产品质量回顾流程

## 实例分析 9－2

**实例**　下面是某企业对生产的 ABC 片 25mg 所进行的产品质量回顾部分信息案例，案例中通过多项数据进行汇总分析，以最终对产品质量和生产情况做出总结。

ABC 产品原材料使用信息汇总见图 9－6、图 9－7。

**检验数据汇总**

产品物料使用信息

2009. 01. 01 －2009. 12. 31

| 序号 | 批号 | 生产物料批号 | | | | | | |
|---|---|---|---|---|---|---|---|---|
| | | 物质 A | 物质 B | 物质 C | 物质 D | 物质 E | 物质 F | 物质 G |
| 1 | Z001 | A0001 | B0001 | C0001 | D0001 | E0202 | F301 | G1001 |
| 2 | Z002 | A0002 | B0001<br>B0002 | C0002 | D0002 | E0202 | F302 | G1002 |
| 3 | Z003 | A0003 | B0003 | C0003 | D0003 | E0202 | F303 | G1003 |
| 4 | Z004 | A0004 | B0004 | C0004 | D0004 | E0202 | F303 | G1004 |
| 5 | Z005 | A0005 | B0004<br>B0005 | C0005 | D0005 | E0202 | F303 | G1005 |
| 6 | Z006 | A0006 | B0006 | C0006 | D0006 | E0202 | F303 | G1006 |
| 7 | Z007 | A0007 | B0007 | C0007 | D0007 | E0202 | F304 | G1007 |

2009年 ABC25mg 片检验数据汇总

| | | | 序号 | 6 | 7 | 8 | 9 | 10 | 11 | 12 | 13 | 14 | 15 | 16 | 17 | 18 | 19 | 20 | 21 | 22 | 23 | 24 | 25 | 26 | 27 |
|---|---|---|---|---|---|---|---|---|---|---|---|---|---|---|---|---|---|---|---|---|---|---|---|---|---|
| | | | 批号 | ABC1 | ABC2 | ABC3 | ABC4 | ABC5 | ABC6 | ABC7 | ABC8 | ABC9 | ABC10 | ABC11 | ABC12 | ABC13 | ABC14 | ABC15 | ABC16 | ABC17 | ABC18 | ABC19 | ABC20 | ABC21 | ABC22 |
| 包装阶段 | 溶出度紫外法 | Q=85% | 平均值 | 98 | 98 | 96 | 99 | 100 | 99 | 97 | 100 | 96 | 97 | 98 | 98 | 99 | 100 | 98 | 99 | 100 | 98 | 97 | 99 | 99 | 97 |
| | 水分 | ≤4.5% | | 4.36 | 5.24 | 5.02 | 5.48 | 5.18 | 5.38 | 5.05 | 5.18 | 4.64 | 4.66 | 4.76 | 4.25 | 4.44 | 4.31 | 4.40 | 4.44 | 4.27 | 4.86 | 3.79 | 3.52 | 4.49 | 4.26 |
| | 其他问题 | | | 无 | 无 | 无 | 无 | 无 | 无 | 无 | 无 | 无 | 无 | 无 | 无 | 无 | 无 | 无 | 无 | 无 | 无 | 无 | 无 | 无 | 无 |

○　检验数据趋势分析

| 批号 | 1 | 2 | 3 | 4 | 5 | 6 | 7 | 8 | 9 | 10 | 11 | 12 | 13 | 14 | 15 | 16 | 17 | 18 | 19 | 20 | 21 | 22 | 23 | 24 | 25 | 26 | 27 |
|---|---|---|---|---|---|---|---|---|---|---|---|---|---|---|---|---|---|---|---|---|---|---|---|---|---|---|---|
| 溶出度(%) | 98 | 97 | 98 | 99 | 97 | 98 | 98 | 96 | 99 | 100 | 99 | 97 | 100 | 96 | 97 | 98 | 98 | 99 | 100 | 98 | 99 | 100 | 98 | 97 | 99 | 99 | 97 |

溶出度紫外法

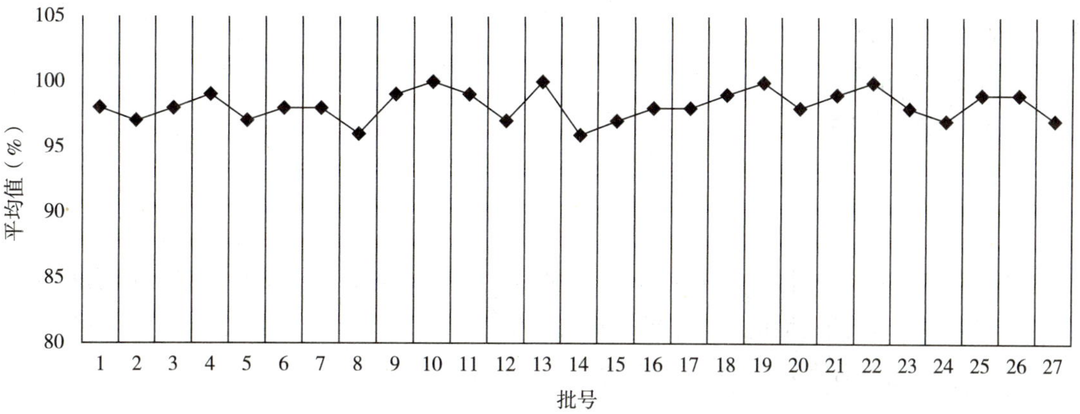


**图 9－6　27 批 ABC 片 25mg 溶出度折线图**

偏差类别分析（百分比）见图9－7。

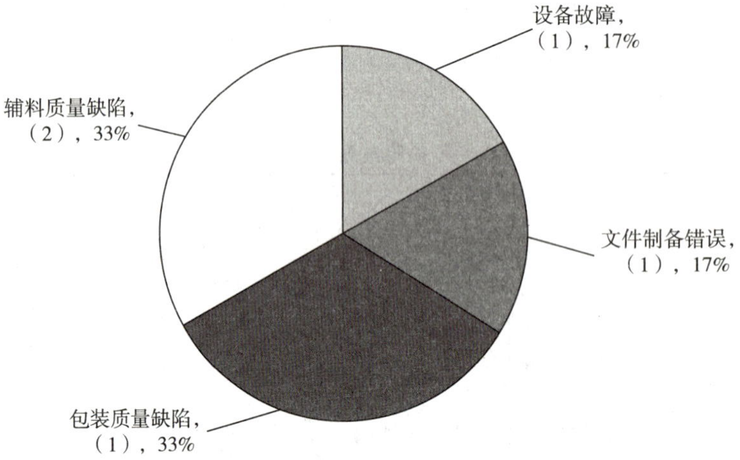


答案解析

**图9－7　偏差类别分析（百分比）**

**问题**　根据产品质量检验数据统计，给出质量回顾结论。

答案解析

**即学即练9－5**

产品质量回顾的数据汇总中产品的稳定性实验结果和任何不良趋势至少要包括（　）。

A. 试验原因　B. 含量趋势图　C. 异常点分析　D. 各检验项目趋势总结

PPT

# 任务9－6　投　诉

建立和运行一个有效的投诉管理系统，不仅是针对制药行业的强制性要求，也是每一个追求客户满意、追求长期商业成功的企业的自然选择。制药企业应建立投诉程序、标准（例如投诉分类标准等）和相应的记录表格；应充分培训并运行该系统，及时有效地接收、调查和处理投诉；调查导致质量缺陷的原因并采取措施，防止再次发生类似的质量缺陷；生成和保存相应的记录和报告；通过进行投诉趋势分析，推动公司产品质量和质量管理体系的持续改进。

## 一、投诉的分类

客户提出的对任何已经放行的产品有关安全性、有效性和质量（包括稳定性、产品性能、均一性）、服务或产品性能不满的书面的、电子的或口头的信息都视为投诉。根据投诉事件的性质可分为医学投诉、质量投诉和疑似假药投诉，客户投诉的简单分类见表9－9。

表 9－9　客户投诉的简单分类

| 投诉 | 描述 |
| --- | --- |
| 医学投诉 | 使用药品后，发生不良事件的投诉［不良事件：药物应用于患者或临床试验受试者时出现的任何不良的医学事件，这种医学事件不一定与药物相关。不仅限于药物不良反应（ADR）］ |
| 质量投诉 | 任何从第三方报告的（书面的、电子的或口头的）关于企业产品潜在的或假定的质量缺陷，包括产品的均一性、稳定性、可靠性、安全性、药效 |
| 疑似假药投诉 | 是针对假药（即故意或欺诈性的就其药品和/或来源错误标识为某企业的产品）的投诉 |

医学投诉一般情况下由药物安全相关人员负责处理，疑似假药投诉一般涉及法律、知识产权等相关部门。本任务所述投诉管理，主要针对质量投诉。

根据投诉的严重程度及对消费者安全风险的评估，可将投诉分为重大投诉和一般投诉。

**1. 重大投诉**　又称紧急投诉，是指针对有可能对用药者造成伤害的产品质量问题或严重不良反应等的投诉。

**2. 一般投诉**　指未造成用户伤害，但会给企业带来负面影响的投诉。

无论是书面或口头收到的投诉，都应当根据已经建立的书面规程进行调查，在规定或客户要求的期限内对投诉进行答复。

根据投诉的严重程度，企业基于对投诉本质及对消费者安全风险的评估，可将投诉分为五类，见表 9－10。企业根据自身的实际情况，如工艺、产品类型等，对相应类别的投诉的描述和规定可有所不同。

表 9－10　投诉分类示例

| 分类 | 描述 |
| --- | --- |
| Ⅰ类 | 对于可能危及生命或可能严重威胁患者健康的缺陷的投诉，如：<br>错误的产品（标签与内容物不相符）<br>正确的产品，但规格错误（有严重的医学后果）<br>无菌注射剂或眼用制剂受到微生物污染<br>有严重医学后果的化学污染<br>不同容器内的产品混淆<br>复合制剂中的活性成分错误（有严重的医学后果）<br>有严重医学后果的假药 |
| Ⅱ类 | 对于可能引起疾病或误诊的缺陷的投诉，但不属于Ⅰ类，如：<br>标签错误：文字或数据错误或缺失；信息缺失或不正确（说明书或插页）<br>非注射剂，非眼用制剂的无菌产品受到微生物污染，有医学后果化学/物理污染（重要杂质，交叉污染，微粒，包括在原容器中的玻璃微粒）<br>同一容器内的产品混淆<br>与规格不相符（例如含量，稳定性，装量/重量）<br>密封不可靠，有严重医学后果（例如细胞毒素，容器缺乏儿童保护，有效的药物）<br>疑为假药（初始分类） |
| Ⅲ类 | 对于可能不会严重威胁患者健康的缺陷的投诉，如：<br>包装缺陷（例如批号或有效期错误或丢失）<br>密封缺陷<br>污染（例如任何微生物污染，污物或落屑，不溶性微粒）<br>容器破裂<br>合并用药时不符合装量/重量<br>无标签的个例 |

续表

| 分类 | 描述 |
|---|---|
| Ⅳ类 | 对患者健康没有危害的缺陷的投诉，如：<br>偶尔缺失药板<br>药片装量偶有缺片<br>偶尔缺少打印的信息<br>损害或污染次级包装<br>不严重的打印错误<br>不严重的偶尔的装置缺陷 |
| Ⅴ类 | 无缺陷产品，如：多剂量溶液药品开封之后，发现有颗粒，调查表明非产品本身或过程引入，是使用环节中环境引入，投诉方认可。疑似假药，最后证明是真品 |

## 二、投诉管理的职责

在投诉管理规程中，应结合企业自身的实际情况规定投诉处理中相关部门的职责，包括投诉的接收、投诉的调查和整改、纠正措施和预防措施的批准和对客户的答复等，相关部门的职责分配示例见表9-11。

表9-11　投诉管理过程中的相关责任人及职责分配

| 步骤 | 职能 | 职责 |
|---|---|---|
| 投诉信息接收 | 任何可能接到客户投诉的部门或人员（包括但不限于销售、质量管理、企业高层管理者） | 任何接到客户投诉的部门或人员，不论其通过何种渠道、何种形式，应立即将投诉信息传递给投诉管理部门和销售部门（适用时）。投诉可能通过客户认为方便的任何渠道传来，例如客户可能将投诉发给销售部门，可能发给质量管理部门，可能直接发给企业最高管理者，也可能通过其他渠道进行传递投诉，可能通过客户认为方便的任何形式进行传递，例如电话、E-mail、传真、会议、访问等 |
| 客户投诉管理 | 质量管理部门（质量相关的所有投诉） | 组织对客户投诉的调查处理<br>批准纠正措施和预防措施方案、报告<br>对客户的答复<br>（必要时）向政府部门汇报 |
| 执行投诉调查和处理 | 销售、物流、生产、仓库、采购、QC、研发、工程（视企业和投诉的具体情况而定） | 执行客户投诉的调查<br>参与客户投诉相关纠正措施和预防措施的制定和答复的准备<br>执行纠正措施和预防措施 |
| 决定对客户的答复 | 质量管理部门 | 负责质量方面的批准 |
| | 销售部门（适用时） | 负责销售业务方面的批准 |
| | 医学部门（适用时） | 负责医学业务方面的批准 |
| | 法规部门（适用时） | 负责法规方面的批准 |
| | 公关部（适用时） | 负责媒体方面的批准 |
| | 或相关其他部门（适用时） | 负责相应业务方面的批准 |
| 答复客户 | 销售部门 | 负责跟客户的直接沟通（必要时质量管理部门进行协助） |

## 三、投诉管理的流程

**1. 投诉信息的接收**　这包括投诉信息从客户到企业的联络人，再到企业内部投诉管理部门的过程。

（1）客户投诉到达企业联系人　客户以来访、来信、传真、电话或其他形式投诉到企业联系人处（通常为销售部门）；对于口头形式的投诉，如有可能，应要求客户用书面形式予以确认，以避免沟通中的误解或信息丢失。

（2）客户投诉到达投诉管理部门　收到投诉的部门（通常为销售部门），填写客户投诉记录。如有必要连同其他相关信息（如传真件、邮件等），在规定时间内将投诉转到投诉管理部门。

**2. 信息的收集和分类**　投诉接收部门和/或投诉管理部门在接收到投诉后，应判断收到的投诉信息是否完整，是否清晰，是否足以据此展开有效的调查。假如需要索取更多的投诉相关信息，应尽量在初次反馈时向客户提出要求。应尽可能索取有用的信息，例如照片、图谱或其他检验数据。

质量管理部门根据投诉的分类标准对具体投诉进行分类，投诉处理过程中如果需要对投诉的类型（例如医学投诉、质量投诉和疑似假药投诉）进行重新判定，如需转入其他调查流程（如制剂厂会有假药处理流程）时，应获得质量管理部门的批准。

**3. 投诉调查和影响的评估**　投诉管理部门首先要初步确认客户的投诉是否合理，如果是误解造成的客户投诉，适当地答复客户后即可关闭该投诉，并将记录存档。否则，投诉管理部门要启动投诉调查，将客户投诉记录及（或）有关信息转发给下一个或多个相关部门，如销售部门、公司管理层，供应链（仓库）部门、质量控制实验室、产品的生产部门等。各部门的投诉调查应当及时，这也是及时答复客户的前提。投诉处理的快慢，直接影响客户对企业的满意度。

**4. 纠正措施和预防措施**　首先，在调查部门的配合下（调查结果的评估，与客户投诉信息的对比），投诉管理部门对投诉进行评估，进一步判定投诉是否合理。

其次，判断投诉问题是否出在企业内部。如果不是，投诉管理部门将客户投诉的全部资料存档保存，以备再次发生时的重新评估；如果是，产生问题的部门均应在客户投诉调查表上或另附相关文件，填写调查处理报告，说明出现问题的原因及纠正措施和预防措施，上交投诉管理部门，以便答复客户的投诉。

在纠正措施和预防措施通过审核或得到客户的认可后，应当按照纠正措施和预防措施进行相应的整改。投诉处理负责部门应当对纠正措施和预防措施进行跟踪直至完成，并对其有效性进行评估，纠正措施和预防措施有效才能关闭投诉，对无效或有效性不高时应当考虑重新制定纠正措施和预防措施。

除了被投诉的批号外，如果引起投诉的问题在其他批号中也存在，则对其他批号的产品也要进行同样的处理。

**5. 答复客户**　质量管理部门负责从质量方面批准给客户的答复，销售部门负责从业务方面批准给客户的答复。客户针对答复报告提出质疑或询问，企业内部要针对客户的质疑进行再次或多次的调查并答复，直到问题解决，客户接受我们的调查结果。

企业应根据投诉的性质和相关法律法规，判断是否需要报告相关监管部门。例如药品不良事件应在规定期限内及时报告；如企业出现生产失误、药品变质或其他重大质量问题，在考虑采取相应措施的同时，还应及时向当地药品监督管理部门报告。

**6. 关闭投诉**　通常客户对投诉处理结果满意后才能结束投诉；但是对于一些不合理的投诉，或已经答复几次的合理投诉，客户不一定再会有反馈。注意将相关记录归档保存。

**7. 投诉记录的要求**　投诉记录是记录从投诉信息的接收到投诉关闭整个过程的信息（表 9 - 12），应当包括但不限于以下内容。

（1）投诉人或公司的名称、地址、电话等信息。

（2）接收投诉的人/部门及收到投诉的日期。

（3）投诉的内容和性质，包括投诉的原始信函或文件、产品名称、批号、数量、投诉的分类等。

（4）投诉调查采取的行动，包括执行人和日期。

（5）投诉调查的结果和日期。

（6）因投诉发起的纠正措施和预防措施。

（7）对投诉人或公司的答复（包括答复内容和时间）。

（8）对投诉发起的纠正措施和预防措施的跟踪。

（9）投诉产品的处理，相关批号产品的处理。

（10）任何投诉人对投诉的补充及投诉答复的反馈。

（11）关闭投诉的时间及理由。

企业应制定合理的投诉编号规则，由投诉管理部门对投诉进行登记编号，以便于对投诉进行识别、沟通和统计分析。必要时，企业应当建立投诉台账，方便对各个投诉进行索引。

**8. 文件和样品的保存** 所有与投诉相关的必要的信息应当归档，一个投诉档案应当至少包括以下资料：客户的书面投诉通知（适用时），投诉记录表，投诉调查报告及相应的附属资料，投诉的答复报告，客户对投诉最终答复报告的接受意见（适用时），投诉样品等。投诉档案应当保存足够长时间，需要时应当能够方便地查阅。

投诉管理的流程如图 9－8 所示。

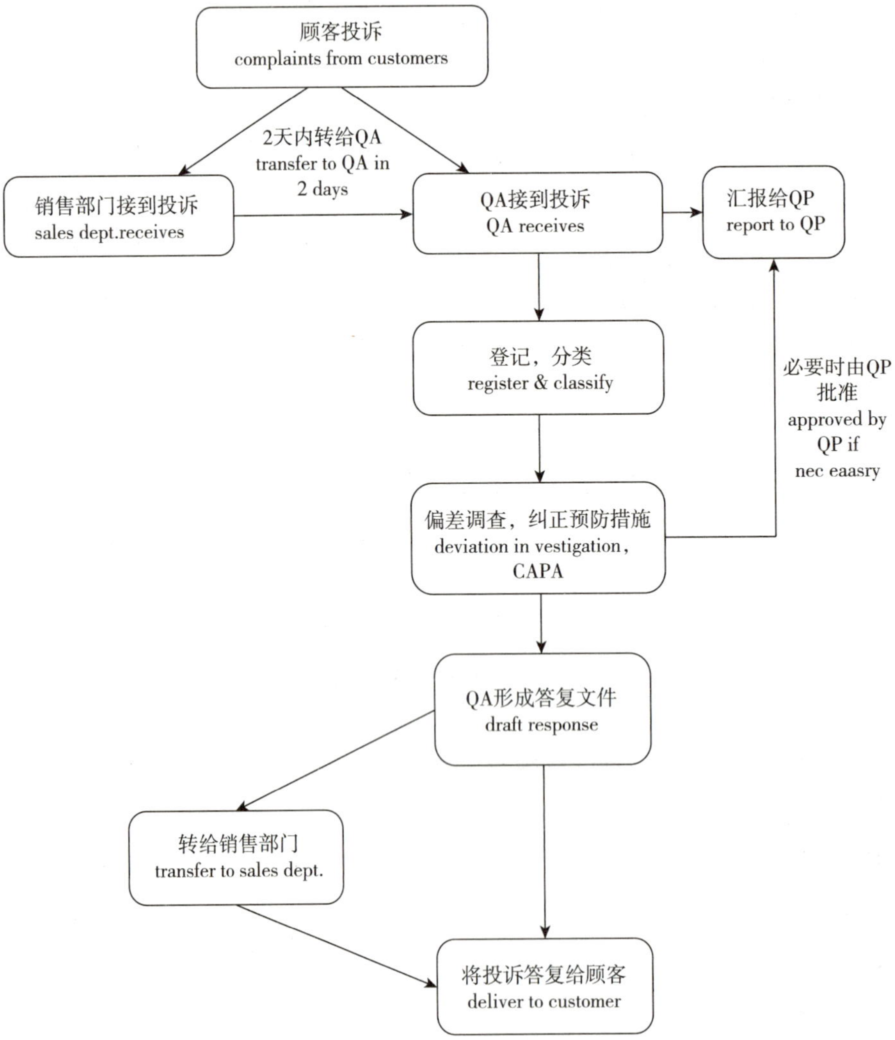


图 9－8　投诉管理的流程

表 9－12　产品投诉处理表

编号：　　　　　　　　　　　　　接收日期：

| | | |
|---|---|---|
| 顾客信息 | 名称、联系人及联系方式： | |
| 产品信息 | 名称、规格、批号、数量： | |
| 投诉内容 | 填写人及日期： | |
| 投诉分类 | ☐ 关键 critical　☐ 主要 Major　☐ 微小 minor　☐ 其他 other<br>填写人及日期： | |
| 调查及措施 | 调查：<br><br>是否进行偏差调查：<br>☐ 是 Yes/编号 No：______<br>☐ 否 No/原因 justification： | |
| | 措施： | |
| | 填写人及日期： | 批准人及日期： |
| 投诉答复 | | |
| | 填写人及日期： | 批准人及日期： |
| 投诉关闭 | 顾客评价：<br><br>投诉关闭人及时间： | |

备注：如果信息较多可以附录补充。

## 四、投诉的回顾和趋势分析

投诉应当定期进行回顾，以便及时发现需引起注意的问题，以及可能需要从市场召回药品的特殊问题或重复出现的问题。回顾活动应总结同类型的投诉的发生频率和严重性，并对多次发生的投诉进行原因分析，提出纠正措施和预防措施。对于可能存在潜在产品质量问题的，应当采取相应的措施，防止同样的问题再次发生。回顾的内容至少包括不同投诉比例，趋势及原因分析，针对投诉所进行的纠正措施和预防措施的完成情况及有效性等。

投诉的回顾和趋势分析应当采用适当的统计学方法，其结果应当作为增进对产品和产品生产工艺的理解，确定产品潜在质量缺陷，考察工艺稳定性，改进工艺和进行风险评估的参考。投诉回顾应作为产品质量回顾的一部分，结合产品质量回顾的其他内容共同进行，以便获得该品种质量情况的全面信息。

答案解析

**即学即练 9－6**

对具体投诉进行分类的管理部门是（　）。

A. 质量管理部门　B. 生产管理部门　C. 销售管理部门　D. 医学部门

# 任务9－7 召 回

PPT

企业应建立召回程序、标准（例如召回启动标准和召回分级标准等）和相应的记录表格。一种好的实践是预先制定各类召回所需的公告、通告、通知、报告和记录表格的模板，这样在必要时可以迅速完成相关文件并保证风格、标准和水平的一致性。质量管理体系企业应正确培训和使用该系统，必要时召回相关产品以保护公众健康，形成和保存完整的记录和报告；企业应定期进行召回演练，评估召回系统的有效性，并保存相应的记录和报告。

## 一、认知召回

### （一）召回的定义

召回是药品生产企业按照规定的程序收回已上市销售的存在安全隐患的药品。也就是说，由于产品违背法规和/或注册信息，产品存在缺陷或该产品被报告有严重的不良反应等原因，需从市场或临床试验中收回一批或者几批产品。

### （二）召回的分级

1. 根据召回活动发起主体的不同，药品召回分为主动召回和责令召回两类。

（1）主动召回　药品生产企业通过信息的收集分析，调查评估，根据事件的严重程度，在没有官方强制的前提下主动对存在安全隐患的药品做出召回。

（2）责令召回　药品监督管理部门通过调查评估，认为存在潜在安全隐患，企业应当召回药品而未主动召回的，责令企业召回药品。

2. 根据产品的安全隐患、危害的严重程度，药品召回分为以下三级。

（1）一级召回　使用该产品可能引起严重健康危害的。

（2）二级召回　使用该产品可能引起暂时的或者可逆的健康危害的。

（3）三级召回　使用该产品一般不会引起健康危害，但由于其他原因需要召回的。

各公司和企业可以根据实际情况及所生产的产品的具体特点，对不同级别的召回进行具体的有针对性的描述。在规定时限内通知客户（包括产品经营企业、使用单位、使用者等）召回相关产品，同时向所在地药品监督管理部门报告。一级召回在24小时；二级召回在48小时；三级召回在72小时内。

答案解析

**即学即练9－7**

质量管理体系企业关于召回，正确做法是（　）。

A. 建立召回程序　B. 召回分级　C. 培训召回系统　D. 召回不需要做记录

## 二、召回的职责

召回过程中的相关负责人及职责分配见表9－13。企业根据自己的不同情况可有相应的调整和安排。

表 9－13　召回过程中相关负责人及职责分配

<table>
<tr><th>角色</th><th>职务</th><th>职责</th></tr>
<tr><td>组长</td><td>企业负责人</td><td rowspan="5">召回决策小组<br>・依据召回决策咨询小组的专业建议，评估产品质量问题、安全隐患，决定是否需要启动召回行动<br>・确定召回的范围（所涉及的产品、批号范围、国家/区域）和级别（1 级、2 级、3 级）<br>・确保召回产品的有效控制<br>・组建召回任务小组<br>・审核批准各项召回准备计划（特别是召回产品列表）<br>・根据规定通知相关政府部门<br>・定期听取召回情况汇报，批准最终召回报告<br>・做出纠正预防措施的决议<br>・实施和监督纠正预防措施的执行<br>・最终批准召回行动的完成</td></tr>
<tr><td rowspan="4">正式成员</td><td>质量管理负责人</td></tr>
<tr><td>销售和市场负责人</td></tr>
<tr><td>生产管理负责人</td></tr>
<tr><td>财务管理负责人</td></tr>
<tr><td rowspan="4">专业人员<br>提供咨询</td><td>医学和药理专家</td><td rowspan="4">召回决策咨询小组<br>・提供专业意见和建议<br>・为召回决策小组的决策活动提供支持<br>（包括但不限于不同方案的必要性和潜在后果的评估）</td></tr>
<tr><td>注册专家</td></tr>
<tr><td>法律专家</td></tr>
<tr><td>其他领域专家（需要时）</td></tr>
</table>

## 三、召回流程

召回管理的基本流程如图 9－9，根据召回级别和企业架构等因素的不同，召回管理的具体流程和步骤可以有所调整。

**1. 第一阶段　风险评估**　QA 负责收集有关药品安全隐患的信息，例如偏差、OOS 调查、投诉、药物不良反应等。经药品安全隐患评估，对于存在安全隐患的药品，确定药品召回的等级，制定召回计划，实施召回。

**2. 第二阶段　调查**　QA 负责人立即组织相关人员如生产人员、检验人员或有经验医学背景人员进行药品安全隐患调查，在决定召回产品后，公司应立即成立召回任务小组，准备具体的召回计划和执行召回行动。

**3. 第三阶段　召回决策**　经药品安全隐患评估，对于存在安全隐患的药品，确定药品召回的等级，制定召回计划，实施召回。QA 负责编制调查评估报告。

**4. 第四阶段　召回交流和沟通**　QA 负责与相关部门和有关法规机构进行沟通，以确保药品能有效召回；销售部门负责提供产品销售单位名称、通信地址、发货数量等情况（库存数量、发货数量应与交库数量相等），QA 根据召回分级与药品销售和使用情况，组织制定药品召回计划。通过预先确定的沟通方式（如电话、传真、邮件）或通过宣传媒介（如电台、电视台、报纸等）在规定时限内（见召回分级）通知客户（包括产品经营企业、使用单位、使用者等）召回相关产品，同时向所在地药品监督管理部门报告。

**5. 第五阶段　实施召回**　QA 与销售部门组建药品召回小组实施具体的召回计划。小组成员按照销售渠道通知到有关药品经营企业、使用单位立即停止销售和使用，封存交公司，必要时小组成员到现场与经营企业、使用单位一同核对召回产品的库存批号、数量，封存发回公司。

接收召回产品时，需要有相应的记录，记录应包括：客户的名称/地址，召回产品的品名、批号、数量、召回日期和召回原因，应召回和实际召回数量的平衡关系等。接收的召回产品应隔离存放，并均应有清晰醒目的标志。

**6. 第六阶段　召回报告**　QA负责编写召回报告。

**7. 第七阶段　实施纠正预防措施**　药品召回完成后，QA组织对召回的效果进行评价，评价召回体系是否有效。对召回的产品，需要按照纠正预防措施体系进行彻底调查失败的所有原因，制定改进措施及预防措施，并确保有效实施，具体办法参照《纠正预防措施管理程序》。

在大多数情况下，针对引发产品召回的质量事件所进行的根本原因调查，在召回决定做出之前就已经开始了，纠正预防措施的制定在很早的阶段就已经开始。产品召回的决定只是该质量事件的一系列纠正行动和纠正预防措施中的一项。

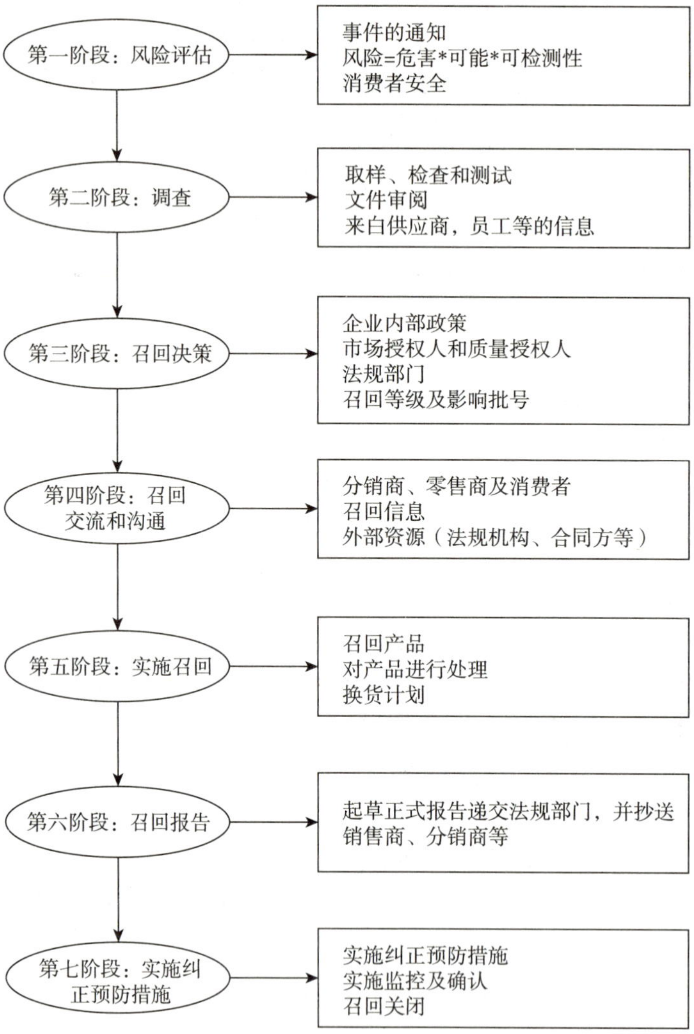


图9－9　召回管理的基本流程

企业应定义召回决策活动的组织机构、评估原则和分类标准。召回决策应该由企业高层管理者（包括质量管理负责人）在相关领域专家的支持下进行。召回决策应当基于对产品安全隐患的调查与评估，见表9－14召回产品审批表。

**表 9－14　召回产品审批表**

| 产品名称 | | 规格 | |
|---|---|---|---|
| 产品批号及生产日期 | | | |
| 数量 | | | |
| 召回原因 | 签名： | 日期： | |
| 召回等级 | | | |
| 起止日期 | | | |
| 质量部/QA | | | |
| 质量负责人 | 签名： | 日期： | |
| 法人代表 | 签名： | 日期： | |
| 是否报药监机构批准 | | | |

## 知识链接

**缬沙坦原料药主动召回事件**

2018 年国家药品监督管理部门新闻发言人介绍某企业缬沙坦原料药中检出微量 N－亚硝基二甲胺（NDMA）杂质有关情况。按照有关规定和要求，企业在检出该杂质后，立即暂停了所有缬沙坦原料药国内外市场放行和发货，并启动了主动召回的措施，且于短期内完成国内所有原料药召回工作。

# 目标检测

答案解析

## 一、选择题

### （一）A 型题（最佳选择题）

1. 关于物料标识，描述正确的是（　）。

   A. 物料名称、代号及批号　　B. 物料名称

   C. 物料代号　　D. 物料批号

2. 物料的标准，下列说法正确的是（　）。

   A. 物料采购标准应至少不低于法定标准　　B. 执行企业标准，可以不用考虑法定标准

   C. 中间产品可以没有标准　　D. 以上都不对

3. 关于物料代码，下列说法不正确的是（　）。

   A. 物料代码是唯一的　　B. 中间体代码不是唯一的

   C. 成品代码是唯一的　　D. 物料代码是物料系统唯一性标识

4. 根据投诉的严重程度，企业基于对投诉本质及对消费者安全风险的评估，可将投诉分为（　）类。

   A. 2　　B. 3　　C. 4　　D. 5

5. 根据药品安全隐患的严重程度，药品的一级召回是指（　）。

A. 使用该药品一般不会引起健康危害，但由于其他原因需要收回的

B. 使用该药品可能引起严重健康危害的

C. 使用该药品可能引起暂时的或者可逆的健康危害的

D. 使用该药品，在超剂量使用时，发现有严重健康危害的

6. 在主动召回中，药品生产企业在做出药品召回决定后，应当制订召回计划并组织实施，并按规定的时间内通知到有关药品经营企业、使用单位停止销售，同时向所在地省级药品监督管理部门报告。二级召回的时间要求是（ ）。

A. 12 小时　B. 48 小时　C. 24 小时　D. 36 小时

7. 国家药品监督管理部门接到某药品生产企业主动召回某疫苗，原因是该公司对该疫苗生产工艺的常规测试中，发现灭菌工艺存在问题，可能导致若干批次产品存在潜在质量问题，该召回属于（ ）。

A. 一级召回　B. 二级召回　C. 三级召回　D. 不属于召回

8. 召回的药品需要经报废处理的，需向（ ）报备。

A. 国家药品监督管理部门　B. 省级药品监督管理部门

C. 市级药品监督管理部门　D. 药品生产企业所在地药品监督管理部门

9. 物料的放行应当符合的要求是（ ）。

A. 物料的质量评价内容应当至少包括生产商的检验报告、物料包装完整性和密封性的检查情况和检验结果

B. 物料的质量评价应当有明确的结论，如批准放行或其他决定

C. 物料应当由指定人员签名批准放行

D. 以上都是

10. 企业应按照操作规程，对所有的药品按照品种进行产品质量回顾分析，频率是（ ）。

A. 每年一次　B. 每两年一次　C. 每半年一次　D. 每季度一次

11. 如变更可能影响药品的有效期，则质量评估还应当包括对变更实施后生产的药品进行（ ）。

A. 含量测定　B. 无菌检查　C. 稳定性考察　D. 水分测定

12. 下列关于投诉说法错误的是（ ）。

A. 企业应建立投诉操作规程，规定投诉登记、评价、调查和处理的程序

B. 因可能的产品缺陷发生投诉时应采取措施，包括是否有必要从市场上召回药品

C. 发现或怀疑某批药品存在缺陷，应只对本批次进行调查，不能涉及其他批次

D. 投诉调查和处理应有记录，并定期回顾分析投诉记录

13. 下列关于变更的说法错误的是（ ）。

A. 变更可以分为主要变更和次要变更

B. 次要变更可以不做对产品质量潜在影响的评估，但主要变更必须做质量潜在影响的评估

C. 企业应建立变更操作规程

D. 企业应建立变更控制系统

14. 判断下列操作哪些属于重大偏差（ ）。

A. 投放错误的原料

B. 收率超过设定的范围

C. 缺少标识

D. 在使用之前发现仓库发送了错误的原料

（二）X 型题（多项选择题）

15. 物料和产品放行的主要流程包括（ ）。

A. 质量评价 B. 批准放行 C. 质量检验 D. 偏差处理

16. 质量保证管理包括（ ）。

A. 物料和成品放行管理 B. 纠正和预防措施管理

C. 生产过程质量控制管理 D. 变更控制

17. 对偏差做紧急处理，常见的紧急措施有（ ）。

A. 暂停生产 B. 物料或产品隔离

C. 物料或产品分小批 D. 设备暂停使用

18. 药品生产企业对已确认发生严重不良反应的药品，应采取的措施有（ ）。

A. 及时告知医务人员相关信息 B. 修改标签和说明书

C. 暂停生产 D. 主动召回

19. 以下操作属于重大偏差的有（ ）。

A. 使用的原料没经质量部门的放行

B. 已完成包装的成品上的标识错误

C. 在产品中含有异物

D. 在生产过程中出现的可能导致产品被污染的事件

20. 下列操作哪些属于微小偏差（ ）。

A. 包装重量记录丢失导致在批记录中无法记录

B. 样品标识丢失

C. 在使用之前发现标识错误

D. 在使用之前发现仓库发送了错误的原料

## 二、综合问答题

1. 简述建立纠正措施和预防措施系统的意义。

2. 简要画出变更控制流程。

书网融合……

知识回顾 微课 1 微课 2 习题

# 参考文献

[1] 国家药典委员会. 中华人民共和国药典：四部. 2020年版. [M]. 北京：中国医药科技出版社，2020.
[2] 国家食品药品监督管理局药品认证管理中心. 药品GMP指南[M]. 北京：中国医药科技出版社，2011.
[3] 国家药典委员会. 中华人民共和国药典：二部. 2020年版. [M]. 北京：中国医药科技出版社，2020.
[4] 曹栩菡. 化验室组织与管理[M]. 北京：化学工业出版社，2022.
[5] 何思煌. GMP实务教程[M]. 北京：中国医药科技出版社，2021.